U0209075

健康中国研究

（第一辑）

Healthy China Research

王培刚　何启强　主编

武汉大学人口与健康研究中心　主办

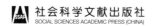

社会科学文献出版社
SOCIAL SCIENCES ACADEMIC PRESS (CHINA)

健康中国与健康治理

健康中国研究（第一辑）

第 3~18 页

© SSAP，2022

论新时期全面推进健康中国建设[*]

王培刚　　张刚鸣[**]

摘　要　党的十九届五中全会指出，要在新时期全面推进健康中国的建设。这是我国进入新发展阶段后对健康中国建设提出的最新要求。这一重大战略部署，不仅是完成健康中国战略的各项任务目标，也是实现健康中国治理体系和治理能力现代化的过程。这是我国解决当前面临的一系列现实问题的直接要求。在这一过程中要坚持"以人民为中心"的思想，坚持"大卫生大健康"的发展理念，坚持"生物—心理—社会"医学模式的理论，并适应国家治理体系和治理能力现代化的需要，梳理与把握好国内外开展国家健康战略的经验。要剖析各项战略任务的要求，同时要有清晰的实践策略与实现进程，最终全民发力、多方参与，从而胜利实现健康中国战略，为我国持续发展保驾护航。

关键词　中医药　健康中国战略　健康中国建设　卫生体制改革

党的十九届五中全会通过的《中共中央关于制定国民经济和社会发展第十四个五年规划和二〇三五年远景目标的建议》（以下简称

---

[*]　本文为研究阐释党的十九届五中全会精神国家社会科学基金重大项目"全面推进健康中国建设的战略方向与动力机制研究"（21ZDA104）阶段性成果。

[**]　王培刚，武汉大学公共卫生学院/人口与健康研究中心教授；张刚鸣，武汉大学公共卫生学院/人口与健康研究中心博士研究生。

《建议》）明确提出了"全面推进健康中国建设"的重大任务，并对"十四五"时期全面推进健康中国建设的国家战略做出了明确部署。这是我国进入新发展阶段对推进健康中国建设的最新要求，与2016年颁布的《"健康中国2030"规划纲要》以及2017年制定的健康中国战略既一脉相承，又融合了新冠肺炎疫情等全新社会背景及其所面临的新的国际和国内的挑战。本文主要对新时期全面推进健康中国建设的指导思想、内涵外延、现实挑战、实践经验与推进策略等方面进行总结、分析和探究。

一 新时期全面推进健康中国建设的指导思想

全面推进健康中国建设是我国卫生健康事业发展的重大创新、发展方式的重大转变，需要全面、系统、准确地去梳理与理解其指导思想，保证其沿着正确的道路推进。

第一，全面推进健康中国建设要坚持以人民为中心的思想。从根本目的来看，健康中国战略是我们党"以人民为中心"思想的体现，这表明推进健康中国建设的根本目的是保护国民的生命健康安全，这要求推进健康中国的建设必须要遵循以人民为中心的原则，即发展是为了人民，发展要依靠人民，发展成果要由人民共享。这意味着保障人民健康的思想要融入社会经济发展的各项政策，健康优先、健康目标也要融入社会经济的发展理念与发展规划之中，同时在公共政策的评估中也要纳入健康影响的评价，多维共促以推动健康与经济社会的协调发展。①

第二，全面推进健康中国建设要坚持"大卫生大健康"的发展理念。从领导主体来看，由于健康中国战略的推进属于我们党领导国家建设的重要内容，推进其建设必须要在党的集中领导下进行，要符合党的相关发展理念。党的十八大以来，以习近平同志为核心的党中央高度重视人民的健康，提出了"大卫生大健康"的发展理念，这是我们新时代卫生与健康工作的方针。② 这要求在新时期推进健康中国建

---

① 孙春兰：《全面推进健康中国建设》，《健康中国观察》2020年第12期。
② 习近平：《构建起强大的公共卫生体系 为维护人民健康提供有力保障》，《求是》2020年第10期。

设时要把预防为主摆在更加突出的位置，要推动卫生与健康事业发展从治病为中心转向以人民健康为中心。这意味着各地各部门在卫生资源的配置与资金投入上要向公共卫生工作倾斜，要更多地用在疾病前期因素干预、重点人群健康促进和重点疾病防治上。要强化个人是健康第一责任人，推进健康中国建设人人参与、人人尽责、人人共享。

第三，全面推进健康中国建设要坚持"生物—心理—社会"医学模式的理论。从战略本质来看，健康中国战略属于新型健康发展观的集中反映，其制定逻辑是当前"生物—心理—社会"医学模式的体现，即健康不仅是由生物医学因素决定的，更是由一系列显性的、隐性的社会决定因素影响的，因此在健康中国战略的制定上涉及众多的非医学领域。这要求推进健康中国的建设也必须要在这种"生物—心理—社会"医学模式的指导理念下展开，不仅要重视影响健康的生物学和医学等因素，也要重视影响健康的社会经济因素；不仅要重视身体上的健康，同时还要重视心理上的良好与完美状态。

第四，全面推进健康中国建设要坚持国家治理体系和治理能力现代化的目标。从推进方式来看，在党的十九届四中全会上，推进国家治理体系和治理能力的现代化成为我国社会主义建设的总体目标，作为国家建设的重要内容，健康中国建设的推进也必须要顺应国家治理体系和治理能力现代化的趋势。这要求在健康中国的建设上不但要统筹城乡、共建共享，还要增强普惠性、基础性、兜底性民生建设，加强和创新社会治理，完善党委领导、政府负责、民主协商、社会协同、公众参与、法治保障、科技支撑的社会治理体系等。同时健康中国战略的推进也要平衡公共部门、私人部门以及个人之间的关系，并使之实现一个良性持续性互动，从而推动社会各主体都积极参与到健康中国的建设之中。

二　新时期全面推进健康中国建设的内涵外延

对新时期推进健康中国建设的内涵进行厘定，即要明晰在"十四五"规划和"2035 年远景目标"的总体蓝图下，怎样才算推动了健康中国战略的建设。在此部分，将从国家治理和战略任务这两个维度对全面推进健康中国建设的内涵外延进行厘定。

第一，从国家治理的维度，新时期全面推进健康中国建设就是要在"十四五"规划与"2035 年远景目标"的总体蓝图下推进健康中国治理体系和治理能力的现代化。在传统意义上，人们往往认为健康的问题只存在于卫生领域，因而健康建设仅囿于解决疾病与健康的关系。在健康中国战略中，这种仅局限于医疗卫生领域的狭隘健康观被涵盖我国政治、经济、社会等多方面的"大卫生大健康"的发展理念所取代，这意味着推进健康中国的建设不仅是解决"疾病"与"健康"的问题，还会涉及国家社会方方面面的内容，即推进健康中国建设也是一种重要的国家治理能力建设。在西方治理理论中，治理是涉及公共部门或私人部门的一个持续互动、协调的过程，其意味着"国家—社会"关系的调整，更重视政府之外力量的参与，使得政府的一维要素在一定程度上被国家、社会和市场的多维要素所取代，旨在应对原先政治社会格局中的不可治理性。在我国，治理的概念已经被赋予了明显的中国特色，是一种基于增量改革道路、坚持党的政治意识形态、以党组织为主导，坚持政治稳定、循序渐进、以点带面、以党领政、条块结合发展的治理模式。① 因此，在这种背景下，健康中国治理能力建设就是在推进健康中国战略的过程中，在党的领导下，来实现"国家—社会—个人"关系的平衡，并使之实现持续良性互动。健康中国治理体系则是这一战略在推进过程中维护治理顺利实施的体制机制、法律法规等制度体系的总称。而这种治理能力和治理体系的现代化就是到达"善治"的阶段，即满足各种体制机制、法律法规等制度体系能逐渐完善与成熟并符合现实与发展需要，具备善治的合法性、法治性、透明性、责任性、回应性、有效性、参与性、稳定性、廉洁性和公正性这十大要素。②

第二，从战略任务的角度，新时期全面推进健康中国建设就是要全面推动健康中国行动实施，深化医药卫生体制改革，筑牢公共卫生体系，促进中医药传承、创新发展与应对人口老龄化趋势。2019 年国务院印发了《关于实施健康中国行动的意见》，提出了 15 项专项行

---

① 俞可平：《论国家治理现代化》，社会科学文献出版社，2014，第 104 页。

② 俞可平：《论国家治理现代化》，社会科学文献出版社，2014，第 27~30 页。

动，明确了倡导性、预期性、约束性三大类指标。然而，这 15 项专项行动依旧有许多不能深入实施，需要在新时期推进健康中国建设的过程中进行落实。同样，当前我国医药卫生体制改革虽初见成效，但依然面临着城乡之间、区域之间、中西医之间、卫生与医疗之间发展不平衡不充分，政策制度、医疗资源总量、优质医疗服务、医疗卫生人才等供给不足，基层医疗服务能力、公共卫生服务能力、中医药服务能力、行业治理体系、药品生产供应短板等问题，这即表明新时期推进健康中国建设也是要继续推进医药卫生体制改革。2020 年初新冠肺炎疫情的突袭而至，暴露出了我国在新发传染病防控能力上的不足，构建强大的公共卫生体系是我国发展之需，也是新时期全面推进健康中国建设的重点内容。针对中医药事业，党的十九届五中全会《建议》明确指出，要大力发展中医药事业。在新时期全面推进健康中国建设中，也必须要抓住机遇，深化中医药管理体制机制改革，推动我国中医药事业与产业高质量发展。此外，我国还面临着人口老龄化的压力，根据全国第七次人口普查数据，我国老龄化水平继续升高，全国 60 岁以上老年人占全国人口的 18.7%①。"十四五"时期是应对人口老龄化的重要窗口期，健康中国战略的推进也务必要积极应对老龄化带来的一系列挑战。

三　新时期全面推进健康中国建设的现实挑战

新时期全面推进健康中国建设面临着许多现实挑战，实现健康中国战略的任务目标依旧任重而道远。

第一，新时期全面推进健康中国建设面临经济发展减缓带来的挑战。从国家宏观层面来看。当前我国经济已由高速增长转变为中高速增长，经济发展进入"新常态"，这带来了财政增收压力增大与民生保障领域财政投入持续增长的矛盾②。当前我国在民生保障领域的建设虽然取得了重大的进展，但是整体仍然存在保障水平低、发展不平

---

① 《第七次全国人口普查主要数据公布 人口总量保持平稳增长》，《西北人口》2021 年第 3 期。

② 张鹏飞、仇雨临：《人口老龄化、社会保障支出与中国经济增长率》，《上海经济研究》2019 年第 11 期。

衡、制度碎片化以及公平性不足的问题。这意味着我国需要继续提升对民生保障领域的财政投入，同时这也对经济发展的增速有着更高的要求。

第二，新时期全面推进健康中国建设面临着战略自身复杂性的挑战。从战略内容看，健康中国建设是涉及政治、经济、社会、文化、生态建设的系统工程，与经济社会全局有着复杂的相互影响和作用机制，既受宏观环境的影响，又反作用于外部环境。从系统内部看，健康中国建设以"大卫生大健康观"为引领，既涉及个人生活行为方式、自然与社会环境、公共政策等复杂的健康影响，又涉及包括公共卫生、医疗服务、医疗保障、药品供应保障体系及相关体制机制在内的整个卫生体系。从实施主体看，健康中国建设具有价值主体多元和空间尺度多层次的特点。统筹政府、社会和个人多方参与的"共建共享"模式，是建设"健康中国"的基本路径。仅在政府层面，健康中国建设就涉及卫生健康、生态环境、体育健身、食品药品、医疗保障、公共安全等30多个部门。同时，健康城市、健康促进县（区）和健康村（镇）是"健康中国"建设的载体和抓手，健康家庭、社区、单位、企业、学校、医院是"健康中国"建设的微观基础。从实施周期看，健康中国建设具有持续性。健康中国战略不是一场运动，而是持续保障全民健康的永续过程，在确定总体战略目标的基础上，应根据不同时期经济社会发展水平和主要国民健康问题，制定阶段性发展目标。总的来说，健康中国建设的推动不能仅仅依靠政府和国家单一角色，而是需要全社会的共同参与。

第三，新时期全面推进健康中国建设面临着严峻的国内外背景挑战。在国内，健康中国的任务目标领域均存在不同程度的问题。例如，由于指标可行性、实际性等问题，真正把国务院提出的15项健康中国专项行动展开、落实的难度较大；由于医药卫生体制改革已进入深水区，如何深化医药卫生体制改革，解决发展不平衡不充分的问题也是健康中国建设亟须探讨的一个难点。[①] 近年来，随着国家工业化、城镇化的快速转化和人民生活水平提升带来的生活方式的转变以及环境

---

① 董志勇、赵晨晓：《"新医改"十年：我国医疗卫生事业发展成就、困境与路径选择》，《改革》2020年第9期。

的恶化，疾病谱已经向慢性非传染性疾病转化，在 2019 年慢性非传染性疾病导致的死亡数占我国总死亡人口数的 88%，[①] 同时，各种传统和新发传染病的威胁也未停止，这均使新时期推进健康中国建设面临着巨大的挑战。在国际上，综观全球，世界范围内的新冠肺炎疫情不会在短期内消除，我国依然面临着较高的全球公共卫生危机的风险，疫情随时可能会卷土重来，这也增加了新时期推进健康中国建设的不稳定性因素。

四　新时期全面推进健康中国建设的实践经验梳理

落实新时期全面推进健康中国建设的重大任务，必须要对新时期全面推进健康中国建设的国内外经验进行清晰与全面的梳理。在对发达国家开展的健康战略进行梳理后，本文总结出以下实践经验。

第一，健康战略的制定是一个动态演进的过程，须紧跟社会经济发展和国民健康的需要，不断做到与时俱进。在美国，1980 年，联邦政府就颁布了"健康公民 1990"战略，旨在通过促进健康行为提高不同年龄人群的生活质量和健康水平，唤醒公众的健康意识。之后每隔十年美国都会根据社会经济发展的需要，针对国民健康状况制定新的健康战略。[②] 比如，"健康公民 1990"的总体目标为预防性健康服务、健康防护和健康促进三个领域。接着在"健康公民 2000"中，其总体目标就随着美国社会不平等加剧的这一现实而转变为提高公民寿命，减少因种族、性别、教育程度及其他不利因素造成的健康不平等，实现人人享有预防性卫生服务。进入 21 世纪，健康生活质量成为社会广泛关注的话题，继而在"健康公民 2010"的制定中，其总体目标增加了"提高健康生活质量和年限"这一任务。随着"大健康"观的出现，"健康公民 2020"提出将健康融入所有政策，即将健康纳入跨部

---

① 《国家卫健委：慢性非传染性疾病成制约我国健康预期寿命提高的主因》，央广网，http://www.cnr.cn/list/finance/20190731/t20190731_524713740.shtml。

② 彭国强、舒盛芳：《美国国家健康战略的特征及其对健康中国的启示》，《体育科学》2016 年第 9 期；"U. S. Department of Health and Human Services," 2016, *Healthy People 2020 Midcourse Review*；吴富起、代涛、王小万、朱坤：《美国健康战略发展历程及其对我国的启示》，《中华医院管理杂志》2009 年第 2 期。

门的政策制定中，以解决与健康的社会决定因素相关的问题，从而促进战略目标的实现。同样，在日本，从1978年开始实施的健康国家计划到目前已制定了3个。2000年，随着日本面临人口出生率持续下降和慢性病不断增加，日本政府提出了第三个国民健康促进计划，即"健康日本21"战略，旨在减少中青年死亡人数，延长健康寿命，提高生活质量，实现全民身心健康和建立活力社会。① 从2003年开始至今，欧盟相继实施了三代"欧盟健康规划"，而第三个健康规划即"欧盟2020战略"（2014~2020年）是为应对与老龄化及居民日益增加的需求而制定的，这表明欧盟的健康战略也在不断地调整以满足国民健康与社会经济发展的需要。②

第二，要重视健康战略的实施过程，定期追踪和评估健康战略实施的进展和所取得的成效，并根据评估结果进行及时的战略调整。比如，美国的健康公民战略拥有一套完备的追踪与评估体系，主要包括中期、终期和年度评估。经过终期评估，"健康公民2000"有21%的目标被完成，41%的目标有所改善。"健康公民2010"有23%的目标被完成，48%的目标有所改善。"健康公民2020"有26.8%的目标被完成，24.3%的目标有所改善。每一代健康战略的及时评估都为下一阶段健康战略的开启与完善奠定了基础。

第三，健康战略的发展方向要从狭隘的医疗卫生领域向"大卫生大健康"的方向转变。美国第一代健康战略"健康公民1990"的总体目标主要局限于医疗卫生领域的健康服务、健康防护和健康促进这三个方面。但是到了最新一代的"健康公民2020"，其总体目标就发展为将健康融入跨部门的政策制定中，以解决与健康的社会决定因素相关的问题。日本第一代国民健康战略也是仅局限于卫生保健、健康的

---

① Shibaike N., Utsunomiya O., Ushiro S., et al. "Action by Ministry of Health, Labor and Welfare National Health Promotion in the 21st Century 'Health Japan 21'," *Internal Medicine*, 2002. 41（1）：70–71；Sakurai H. "Healthy Japan 21," *Japan Medical Association Journal*, 2003. 46（2）：47–49；健康日本21评价工作组：《"健康日本21世纪"终期评价》，2011；Miyata H., Ezoe S., Hori M., et al. "Japan's Vision for Health Care in 2035," *Lancet*, 2015. 385（9987）：2549–2550。

② 邢璐、毕军、石磊、刘鸿志：《欧洲环境与健康战略分析及借鉴》，《环境保护》2006年第10期；刘鸿志、王谦：《欧盟环境与健康发展战略对我国的启示》，《卫生毒理学杂志》2005年第1期。

生活方式和对疾病的早发现和早治疗上。但是到了第三代与第四代国民健康战略中就开始关注社会环境、生活方式，减少健康不平等等问题。同样，欧盟的第一代健康战略主要是为了加强医疗保健的基础性工作，而到了第三代健康战略也开始关注"将健康融入所有政策"的理念，并开始从社会多角色、非医疗领域入手来促进健康、预防疾病和培养健康的生活方式。

在我国，健康中国战略的开展也积累了许多国家层面与地方层面的实践经验，具体可以总结为以下几个方面。

第一，重视妇幼健康、慢性病、精神健康和行为干预、传染病控制以及卫生服务体系建设这五个核心健康领域。在妇幼健康上，我国政府历来十分重视，以"一法两纲"（《母婴保健法》《中国妇女发展纲要》《中国儿童发展纲要》）为核心，不断完善妇幼健康服务体系，促进妇女儿童的健康发展。[①] 在慢性病及相关风险因素干预上，近年来国家通过完善政策体系，加强防治和监测体系建设，推行重点慢性病干预项目，推进健康生活方式，加强健康宣传教育等方式，全面加强了慢性病综合防治工作。[②] 在精神健康上，原国家卫生计生委自2002 年起先后三次发布《全国精神卫生工作规划》，2012 年国家制定了《中华人民共和国精神卫生法》，用以规范精神卫生服务，维护精神障碍患者的合法权益，并将心理健康促进和精神障碍预防设为专章。在传染病控制上，我国政府对传染病的防控工作始终高度重视，形成了比较完善的法律法规和政策框架体系（包括《中华人民共和国传染病防治法》《艾滋病防治条例》《结核病管理办法》《突发公共卫生事件应急条例》等多部法律法规），在重点传染病（艾滋病、结核病、疟疾和病毒性肝炎）的防控上取得了重大的进展。在卫生服务体系建设上，进入21 世纪以来，我国各级政府持续加大公共卫生方面的投入力度，不断提升基本医保覆盖面与覆盖水平，建立和完善大病保险制

---

① 刘春燕：《中国妇女健康政策的社会性别分析》，《华东理工大学学报》（社会科学版）2013 年第 3 期；房莉杰：《投资于未来：我国儿童健康政策述评》，《学海》2020 年第 1 期。

② 李靖、张漓：《健康中国建设中慢性病防治体医融合的试点经验、现实挑战及应对策略》，《体育科学》2020 年第 12 期；吕兰婷、邓思兰：《我国慢性病管理现状、问题及发展建议》，《中国卫生政策研究》2016 年第 7 期。

度，不断完善医疗救助制度，提升医疗支付方式，并且不断提升基本卫生服务的可及性。

第二，开始逐渐注重全社会、全民在健康中国战略里的参与。2016年，我国颁布了《"健康中国2030"规划纲要》，该纲要的制定借鉴了健康可持续发展目标的理念，提出了"共建共享"的基本路径和"全民健康"的根本目标，立足全人群与全生命周期，旨在解决健康公平与可持续发展问题。这标志着我国已经正式将健康中国战略作为一项全社会全民共同参与的运动进行开展。在各地方，也均开始逐渐注重健康中国战略中全社会和全民的参与。早在2009年，北京市就发布了《健康北京人——全民健康促进十年行动规划》，同时专门成立了健康促进工作委员会，各区也成立了相应的工作机构，建立了"政府主导、部门协作、社会动员、群众参与"的健康北京工作规划。① 在2017年，为贯彻实施健康中国战略，北京市制定印发了《"健康北京"2030规划纲要》，该纲要指出北京要建立与国际一流的和谐宜居之都相适应的现代化卫生与健康治理体系，要形成一个人人拥有健康环境、人人享受健康生活的大健康格局，基本建成健康中国首善之区。

第三，以法律、法规、行动纲要等形式对健康中国战略进行了明确严格的规范，使战略开展有法可依，有据可循。依法治国是我国国家治理体系和治理能力现代化的重要标志。在健康中国战略的开展上，当前我国的实践也顺应了依法治国的趋势。从在各健康领域颁布了《母婴保健法》《中国妇女发展纲要》《中国儿童发展纲要》《中华人民共和国精神卫生法》《中华人民共和国基本医疗卫生与健康促进法》等法律法规和行动纲要，到提纲挈领的《"健康中国2030"规划纲要》和《健康中国行动》，再到各地方明文颁布的健康战略和发展纲要，例如《"健康湖北"行动纲要》和《"健康北京"2030规划纲要》，健康中国战略的开展都是一步一步循序渐进、有法可依的。也是在这样明确的法律法规和行动纲要的保障下，健康中国战略才取得了当前的许多成就。

---

① 《中共北京市委 北京市人民政府关于印发〈"健康北京2030"规划纲要〉的通知》，北京市人民政府网，http://www.beijing.gov.cn/zhengce/zhengcefagui/201905/t20190522_60543.html。

五　新时期全面推进健康中国建设的实践策略

新时期全面推进健康中国建设，应形成系统完备、科学规范的策略思路，厘清我国新时期、新阶段中存在的问题，进而探究推进的实践策略。在本部分中，主要对新时期全面推进健康中国建设的战略任务进行剖析，对实践路径和实现进程进行探究。

首先是对全面推进健康中国建设的战略任务进行剖析。随着社会现代化进程的不断推进，与我国居民日益增长的健康需求相伴的是日益增多的健康风险与健康问题。其中，伴随着工业化和现代化而来的生态环境危机，健康资源供给不足及其在性别间、地区间、城乡间存在明显的不公平性，以及随之而来的人群健康不平等性问题等广受诟病。这些突出健康问题的存在既是国家健康治理能力现代化实现的桎梏，同时在坚持问题导向、以人民为中心的治理理念下，也自然而然地成为健康中国战略所要集中解决的问题。健康中国战略提出要以人民生活为出发点重新规划任务内容，并将与人民健康相关的公共卫生与环境保护提升到与医疗服务和医疗保障同等的高度。基于"共建共享、全民健康"的健康中国战略目标与"以人为本"的健康建设观念，我们可以明确推进健康中国建设的目标是实现人民的健康发展，在"大健康大卫生"视野下，我们需要对生命全周期、健康全过程进行关注，需要关注传统医疗卫生领域之外的领域。也就是说，推进健康中国建设需要对与人民生命健康相关的所有领域进行关注，不仅是传统的医疗卫生领域，而且包含了经济、文化、民生、环境等领域中所有潜在的健康相关领域，并在各领域政策制定和实施中将人民健康作为重要的考量因素，即"将健康融入所有政策"。因而，在健康中国战略的指导下，需要以健康生活、健康服务、健康保障、健康环境和健康产业作为全面推进健康中国建设的战略任务，其涵盖经济、政治、文化、社会、生态等多维领域，与习近平总书记提出的"五位一体"总体布局的内涵相契合，为健康中国建设的具体实现路径提供了基本框架。

其次是对全面推进健康中国建设的实践路径进行探究。实现一个国家战略任务的路径通常有很多，但如何将有限的人力资源和物质资源满足多样化的任务需求，以什么样的原则、方法开展工作能够起到事半功倍的作用，是考验组织安排的问题，更是一个国家战略的核心。在规划健康中国战略的具体实践路径时，要严格遵循"党委领导、政府负责、民主协商、社会协同、公众参与、法治保障、科技支撑"的新时代治理格局和治理思路，整合"把健康融入所有政策""以共建共享为基本路径""坚持健康公平公正原则"等现代健康治理理念，以问题为导向，针对健康生活、健康服务、健康保障、健康环境和健康产业五个领域存在的问题与不足，有的放矢，分别提出切实有效的实践路径。

具体而言，在普及健康生活的战略任务中，应当首先重视和加强全生命周期干预，从健康素养入手，将健康观念融入儿童基础教育，在早期社会化过程中融入基本的健康意识和技能教育，实现"幼有所学，长有所用"；针对劳动者从工作场所入手，综合运用经济、制度及文化手段鼓励健康行为，增加劳动者保持健康的可预见收益；针对老年人应当以健康意识和健康行动力培育为未来重点，引导其保持健康的生活方式。此外，还应当重视生活场所对健康行为的塑造，可以将保持健康的观念通过多种途径融入家庭日常生活文化之中，引导家庭全体成员为家庭内成员健康做出努力；以小区或社区为第二场所，以政府或社区自治组织为主体，利用好新冠肺炎疫情带来的社区群众工作基础，增加在基层组织活动中的健康生活观念输出，为居民健康生活提供基础。

优化健康服务，可以从"防、治、康、养"一体化体系建设出发，继续建立健全健康公共服务体系，以重点人群为抓手，重点解决重大急慢性疾病问题，缩小长期存在的地区间、城乡间健康服务不均等，并注重在健康服务过程中调动服务者和被服务者双方的积极性。目前，分级诊疗制度、医养结合、基本公共卫生服务均等化是推动和优化健康服务的三大重要抓手，其涵盖了医疗、养老和疾病预防等多个领域，但经过十数年的改革发展后这三个抓手依然存在诸多问题。需要从资源分配不公平这一根本问题入手，在规范制度体系的同时配套执行这一关键环节，继续创新分级诊疗制度和基本公共卫生服务均等化改革，在研究解决"看病难、看病贵"等医疗卫生领域顽疾的同时，关注中上游健康决定因素，以均等化的健康服务减少居民健康问题。

完善健康保障，需要从加快优质医疗资源扩容和区域均衡布局、健全医保服务体系、健全医药供应与保障制度等方面进行建设，尤其需要关注此前新医改过程中一直力推建设但未能很好解决的"三医联动"问题。医疗、医保、医药"三医联动"改革是完善健康保障的重要具体路径，但目前"三医联动"问题突出，以三明医改为代表的"三医联动"综合改革试点虽然取得了一些积极成就，但将地市经验推广到全国尚有很大难度，需要很长的过程，涉及整个卫生制度和体系的重组。应当在此基础上首先将地市经验推广至省份层面来加以推动，推动试点省份医疗卫生体制及制度体系改革，在条件成熟之时再进行全国性推广。此外，面对新冠肺炎疫情长期流行的新形势，健康保障的内涵开始由医药卫生领域扩展至广义的社会治理领域，居民健康保障需要强大的社会动员能力，这对国家的基层治理现代化也提出了要求。

建设健康环境，需要提高城乡环境卫生质量，加强公共安全长效监管，同时应当视角长远，多领域参与，从人类命运共同体角度出发推动国际生态环境保护。在"生理—心理—社会"医学模式下，健康环境已经不仅涉及医疗卫生和生态环境，更涉及广义层面的社会环境，包括家庭、社区、学校、企业等多种生活环境，既包含物质性环境，又包含文化性环境。2020年至今的新冠肺炎疫情和2021年初的福岛核废水事件重新引发了全社会关于健康环境和人类命运共同体的思考，同时也从侧面反映了健康环境风险的普遍化。在当前及未来数年内，健康环境建设应当首先抓住生态环境和卫生环境这两个抓手，从工业与生活污染治理、食品卫生、新冠疫苗、社会公共安全等具体领域入手，营造有助于健康的物理环境。在此基础上，改革健康相关组织与制度，将其放在大的改革背景下进行推进，进一步思考和规划如何营造有利于健康的社会文化环境。

发展健康产业，需要形成多元社会办医格局，并促进健康产业融合发展。我国推行健康事业的产业化发展是充分利用社会主义市场优势的重要表现，同样的，发展健康产业并不是任由市场去自由发展产业、配置健康资源，而是需要在政府监督之下发展健康产业，因为健康产业兼具市场属性和公共属性，其运作发展需要市场和政府的共同运作。① 未来数年内，健康产业发展应当抓住人口老龄化和新冠肺炎疫情等社会大背景，以组织改革为基础，以产业整合为核心，以大数据为技术支撑，重点发展妇幼、老龄健康以及新冠相关产业，加快健康领域供需内循环机制的建立，让卫生与健康发展乘上经济发展快车，赶上社会经济发展步伐，为全体居民提供高效率的健康服务。

党的十九大和十九届五中全会以来，各省区市也陆续出台了系列医疗卫生改革方案来推进健康中国战略的深入发展。例如，北京市于2020年印发《健康北京行动（2020～2030年）》，对包括制度体系、健康素养、重点人群健康等20个大领域和80个小领域进行了具体的推进规划，同时强调了健康战略服务首都城市战略定位的功能目标。同年，江苏省颁布实施《落实健康中国行动推进健康江苏建设实施方案》，将提升全民健康素养、提高全民身体素质、预防控制重大疾病、保护重点人群健康、促进健康环境建设等十大方面作为未来10年内健康江苏建设的核心任务，并有针对性地提出了预期目标值。湖北省于2019年底颁布实施《推进健康湖北行动的实施意见》，预期在未来10年内重点关注健康社会影响因素、全生命周期健康维护以及重大疾病防控三大块。在经历了较为严重的2020年新冠肺炎疫情后，湖北省于2021年初继续颁布了《湖北省影响群众健康突出问题"323"攻坚行动方案》，在未来5年内着力解决影响群众健康的几个重要问题，力图打造健康中国行动的"湖北样板"。可以看出，各地主要围绕国家的总体规划制定具体的健康推进方案，基本涵盖国家规划内容，且一些地方还考虑了自身发展阶段、发展问题及发展定位，例如北京市尤其强调服务首都城市的基调，湖北更注重疫情恢复期内公共卫生领域的补短板行动，这些都是很好的开端，未来应深入思考和结合自身不断变化的发展实际来详细实施这些计划。

最后是对全面推进健康中国建设的实现进程进行探究。"健康中国"战略具有一个不断发展变化着的目标体系，包含一个总目标、若干阶段目标及更多的具体目标。健康中国实现人民健康发展的总体战略目标虽然不会变，但在不同时期，由于社会发展背景、发展路径和

---

① 张车伟：《关于发展我国大健康产业的思考》，《人口与社会》2019年第1期。

阶段任务目标的不同，健康中国的目标体系内容和具体指标会有所改变。全面推进健康中国建设，需要考虑新时代、新阶段、新格局的现实背景，深刻把握推进健康中国建设的战略方向，以理论为先导，结合过往健康治理经验，从全面推进健康中国建设的战略任务着手，对各项战略任务进行解析，并提出行之有效的实现路径。此次新冠肺炎疫情对健康中国建设提出了新要求，而党的十九届五中全会也再次强调了"全面推进健康中国建设"的重大任务，因而在疫情防控常态化的现实背景下，需要重点考虑领会党的十九届五中全会精神以及健康中国相关战略部署，确定一套符合我国国情、科学合理的健康中国战略推进方案。

事实上，国家在制定健康中国战略规划的时候，已经认识到这不是一朝一夕可以完成的任务，因此在确定全面推进健康中国建设的实现进程方案时，需要根据社会经济发展规划布局健康战略推进。在最初"健康中国2030"规划中，要求到2022年，要基本建立覆盖经济社会各相关领域的健康促进政策体系，全民健康素养水平稳步提高，健康生活方式加快推广，重点人群健康得到显著改善；到2030年，全民健康素养水平大幅提升，健康生活方式基本普及，居民主要健康指标水平进入高收入国家行列，健康公平基本实现，基本实现《"健康中国2030"规划纲要》有关目标。根据当前的新形势，健康中国战略应当设置2025年、2030年和2035年三个阶段性目标，分别对应我国"十四五"规划、"健康中国2030"规划纲要和2035年远景目标，这一健康发展目标与党和政府关于社会主义现代化国家发展目标是相适应的。

考虑到我国社会经济发展存在一定的区域及城乡差异，并且所要面对和解决的健康问题也稍有不同，上述总体进程在不同地区的进度必然不能完全一致。因此，各地应当根据自身发展水平和阶段，把握自身健康发展历史和客观规律，制定适宜的健康发展战略方针和分阶段目标。在前面已经提到，各地陆续出台了地方性的健康规划，也都给出了相对具体的阶段目标。未来数年内，在完成"健康中国2030"规划基本任务的基础上，东部和城市地区应当在关注重点人群慢性病和常见病的同时，警惕城市化本身对传染病暴发和传播风险的放大，中西部农村地区应当在乡村振兴背景下加快基础医疗与卫生相关事业建设，以农村饮水安全、留守老人养老、留守儿童健康成长等健康相关问题为抓手，保障人民基本健康。针对趋于"稳态流动"的流动人口，东部地区应当着力推进住房、教育、医疗卫生等系列改革，增强这些领域内的政策对常住流动人口的接纳度，从公共服务和社会环境等中上游因素出发保障其健康；中西部地区在推行"就近城市化"政策的同时，抓紧布局健康产业，补足短板，应对未来人口格局的变化。

党的十九届五中全会不仅指明了要进一步推进健康中国的建设，也标志着健康中国的发展进入"新阶段"，有着"新理念"，面临着"新格局"。所谓"新阶段"，主要是指健康中国的建设已经取得了一系列的成就，但仍需锚准"十四五"规划和"2035 年远景目标"的蓝图前进，并将一些战略内容进行深入的实施；"新理念"主要是指健康中国的发展需要进一步融入"治理"、"共享"、"协调"和"高质量"等发展理念，并在党关于健康中国建设的最新思想指导下推进；而"新格局"主要是指健康中国的建设面临着新冠肺炎疫情全球大流行、国内慢性病传染病双重威胁加重、深化医药卫生体制改革等最新的背景。在这种背景下，全面推进健康中国的建设并不能一蹴而就，同时也需要我国经济社会的持续发展作为强有力的后盾。但是只有全面推进健康中国的建设，才能为我国的持续发展与伟大中国梦的实现提供不竭的动力源泉。

健康中国研究（第一辑）

第 19~34 页

© SSAP，2022

人口老龄化、劳动生产率与第三人口红利：劳动价值论视角的研究[*]

傅利平　王玉辉[**]

摘　要　劳动是创造一切人口红利的根本来源，积极应对人口老龄化，推进"老有所富"和"老有所为"是健康中国战略的重要组成部分。本文从马克思劳动价值论出发，结合人口红利和经济增长理论，采用 2006~2015 年的省份面板数据和广义矩估计方法，分析了老龄化对劳动生产率产生的影响。虽然老龄化对劳动生产率增长具有显著负面影响，且呈现明显的区域发展不平衡，但老年人口劳动产出的积极效应开始体现，可判断中国整体进入第三人口红利和深化经济体制改革战略机遇期。平衡应对未富先老，深化健康人力资本，推进银发人力资源开发和加快服务型、善治型、老年友好型政府改革是未来阶段性的健康政策重点。

关键词　人口老龄化　劳动生产率　人口红利　劳动价值论　养老社会保障

---

[*]　本文为国家社会科学基金重点项目"分级诊疗视角下基本医疗服务均等化、可及性实现机制研究"（20AGL034）成果。

[**]　傅利平，天津大学公共管理学院院长、教授；通讯作者：王玉辉，天津大学公共管理学院博士研究生。

一　引言

21 世纪上半叶，中国面临的最大的人口挑战来源于老龄化和年龄结构改变。[①] 未富先老、加速老龄化对经济增长和劳动生产率产生影响，并对政府保障民生和推进健康中国战略产生危机。[②] 中国 60 岁及以上老年人口占总人口的比例由 2009 年的 12.5% 增加到了 2019 年的 18.1%，有效应对人口老龄化事关国家发展全局，但银发资源开发、老年人群教育与健康资本政策依旧不足。

经济增长是国家发展的重要基础，劳动生产率是经济发展的"晴雨表"。改革开放以来，劳动生产率与经济发展同向波动，1993～2006 年更是保持了接近 10% 的高速增长，但总体劳动生产率水平依旧较低。[③] 产生更大经济系统风险的是，2008 年之后中国劳动生产率增长开始减速。对此重要的人口学解释是人口红利消失理论，指出劳动年龄人口占比较大带来的人口红利在加速消失，高储蓄、高投资和高增长的"三高"局面迅速瓦解，中国进入增长减速的新常态。[④]

过往研究认为，新常态包括经济和人口双重新常态，出生率下降与人口增长低水平转向、劳动年龄人口减少和人口抚养比提高、平均预期寿命延长与人口红利消失等老龄化系列问题对劳动生产率的提升带来严峻挑战。[⑤] 这势必影响健康中国战略和积极应对老龄化战略的实施，全球经济新变化和国内国际双循环的复杂格局下，未富先老成为经济治理重点。

老龄化趋势已不可逆，应对未富先老的重要选择方向是促进老有所富。劳动是创造人口红利的根本来源，是增大社会总福利、提升公共服

---

① 张德霖：《中国宏观社会劳动生产率变动趋势分析》，《经济科学》1991 年第 4 期。

② 高帆、石磊：《中国各省份劳动生产率增长的收敛性：1978～2006 年》，《管理世界》2009 年第 1 期；任明、金周永：《韩国人口老龄化对劳动生产率的影响》，《人口学刊》2015 年第 6 期。

③ 周密、朱俊丰、郭佳宏：《供给侧结构性改革的实施条件与动力机制研究》，《管理世界》2018 年第 3 期。

④ 李竞博：《人口老龄化对劳动生产率的影响》，《人口研究》2019 年第 6 期；刘鹏飞、张力：《人口老龄化与劳动生产率的量化关系研究》，《上海经济研究》2020 年第 3 期。

⑤ 冯剑锋、陈卫民、晋利珍：《中国人口老龄化对劳动生产率的影响分析——基于非线性方法的实证研究》，《人口学刊》2019 年第 2 期。

务供给的基础，老龄劳动和劳动生产率、银发经济、老龄人力资本开发和再就业受到关注。① 总体来看，过往的研究结论较为统一，多发现人口老龄化对经济增长、经济发展、全要素生产率、技术进步以及劳动生产率产生负面影响，但是关注区域差异的研究还较少，这是当前领域内的重要研究方向。② 过往学者的研究中已注意到全国数据、省级数据乃至地级市数据的精细化和更新检验，但对采取哪些变量、变量之间的关系和内生性处理不够规范。③ 这一点也得到了一些研究的补充，依靠传统经济增长理论模型进行变化和解释也成为解决方案之一。④ 但之前相应的数理解释和模型推演很少有结合人口、劳动与经济的相关理论进行分析，对劳动的理论创新缺乏建构，尤其是参考马克思劳动价值论的研究较少，易与中国特色经济体制、体制改革与政策实践脱节。⑤

　　本文的主要内容和可能的贡献是，第一，从马克思劳动价值论出发，重新对劳动、价值产出和老龄化的理论关系进行梳理。第二，在梳理理论的基础上，从价值产出的视角，构建人口老龄化对劳动生产率的数理模型。第三，在模型推导和变量关系确定的基础上，用中国省级数据进行相应验证，并着重保证模型变量的内生性处理和稳健性。第四，在相应结果的基础上，寻求积极应对人口老龄化的解决之道，为健康中国提供坚实保障。

---

① 李竞博、高瑷：《我国人口老龄化对劳动生产率的影响机制研究》，《南开经济研究》2020 年第 3 期；胡鞍钢、刘生龙、马振国：《人口老龄化、人口增长与经济增长——来自中国省际面板数据的实证证据》，《人口研究》2012 年第 3 期。

② 蔡昉：《中国经济改革效应分析——劳动力重新配置的视角》，《经济研究》2017 年第 7 期；江鑫、黄乾：《劳动生产率呈倒"U"型变化趋势的人口老龄化因素分析》，《当代经济研究》2019 年第 3 期；杨世迪、韩先锋：《贸易自由化的绿色生产率增长效应及其约束机制——基于中国省际面板数据的门槛回归分析》，《经济科学》2016 年第 4 期；李猛：《中国经济减速之源：1952~2011》，《中国人口科学》2013 年第 1 期。

③ 李建民：《中国的人口新常态与经济新常态》，《人口研究》2015 年第 1 期；胡湛、彭希哲：《应对中国人口老龄化的治理选择》，《中国社会科学》2018 年第 12 期。

④ 范洪敏、穆怀中：《人口老龄化会阻碍中等收入阶段跨越吗?》，《人口研究》2018 年第 1 期；余康、郭萍、章立：《我国农业劳动生产率地区差异动态演进的决定因素——基于随机前沿模型的分解研究》，《经济科学》2011 年第 2 期；高帆：《中国劳动生产率的增长及其因素分解》，《经济理论与经济管理》2007 年第 4 期。

⑤ 单豪杰：《中国资本存量 K 的再估算：1952~2006 年》，《数量经济技术经济研究》2008 年第 10 期；冒佩华、徐骥、贺小丹、周亚虹：《农地经营权流转与农民劳动生产率提高：理论与实证》，《经济研究》2015 年第 11 期；唐东波：《垂直专业分工与劳动生产率：一个全球化视角的研究》，《世界经济》2014 年第 11 期。

二 理论框架

（一）劳动"质"的差异与老龄标准

劳动是创造价值的根本源泉，一切人口红利的本质都在于劳动的规范产出与创造创新。劳动不仅存在量的区别，更有"质"的差异。传统工业时代，马克思所见到的只表现为"庞大的商品堆积"和量的积累，认为应将"特殊的质"抽掉，只留下"一般的部分"来作为商品价值的实体，并认为"不管有用劳动或生产活动怎样不同，都是人体机能……来作为决定价值量的基础的东西，即耗费的持续时间或劳动量……"，应以劳动时间作为价值衡量的唯一标准。① 准确地说，劳动时间的标准存在于生产活动，或者说是纯粹的制造劳动中。伴随信息时代知识的爆炸性增长和科学研究的迅猛发展，以管理、科研、创造创新等为主要表现形式的"脑力劳动"成为生产要素，劳动"特殊的质"根本就在于此。

早期对"特殊的质"马克思已有所察觉，但认为主要是科学的作用，认为"科学是财富最可靠的形式，既是财富的产物，又是财富的生产者"②。他将"特殊的质"归为一般科学劳动，指出"随着大工业的发展，现实财富的创造较少地取决于劳动时间和已耗费的劳动量，较多地取决于在劳动时间内所运用的'动因'的力量，而这种'动因'本身，巨大效率和所花费的直接劳动时间不成比例，取决于一般的科学水平和技术进步，或者说是取决于科学在生产上的运用"，与此同时，"劳动时间，即单纯的劳动量，在怎样的程度上被资本确立为唯一的决定要素，直接劳动及其数量作为生产即创造使用价值的决定原则，就在怎样的程度上失去作用……直接劳动在量的方面降到微不足道的比例，在质的方面……却变成了一种从属的要素"。③

---

① 马克思、恩格斯：《马克思恩格斯全集》（第二十三卷），人民出版社，1972，第47、57~58、88 页。
② 马克思、恩格斯：《马克思恩格斯全集》（第四十六卷）（下），人民出版社，2003，第34 页。
③ 马克思、恩格斯：《马克思恩格斯全集》（第四十六卷）（下），人民出版社，2003，第212、217 页。

结合对科学的肯定作用，马克思对劳动时间作为价值计量标准的不足进行了阐述。受限于传统工业的时代背景，马克思认为"科学通过机器的构造驱使那些没有生命的机器肢体有目的地作为自动机运转，这种科学并不存在于工人的意识中，由于工人知识水平有限，更多的是高技术的机器本身的力量作用于工人，而非工人的力量驾驭机器……"①。忽略了工人阶层自身的创造性和对科学发展与技术进步的推动作用，但并非只有科学劳动者才能进行创造性劳动，通过知识学习和经验积累，所有劳动者都有可能进行创造性劳动。伴随外部劳动环境的复杂变化和劳动者内在综合素质的提高，一般劳动者群体同样表现出强烈的创造性倾向，这种倾向在价值创造中逐渐占据主导地位。

2015年国务院发布《关于大力推进大众创业万众创新若干政策措施的意见》，推动全民创新、小微创新、人人创新，为社会大众参与创造创新劳动提供便利条件，为新常态下经济发展打造新动力。可见，决定劳动者产出的根本不在于年龄，而在于其是否具有一般劳动及创造创新劳动产出的能力。过往年龄提高和年龄结构的变化所带来的负面影响被一定程度夸大，老龄群体在退休后依旧具有创造产出的劳动基础。中国《老年人权益保障法》规定老年人的年龄起点为60周岁，我国统计上（国家统计年鉴）将65周岁以上计为非劳动年龄。有关老年人和退休的标准，过往一般地，60岁或65岁以上会被定义为老年人。2018年世界卫生组织（WHO）将18~65岁新定义为青年人，66~79岁定义为中年人，80~99岁才定义为老年人。韩国法定退休年龄为60周岁，实际工作到70岁已为常态。而日本，早在2005年前后就积极推动终身雇佣制文化和企业老龄劳动法。

（二）创造创新劳动与第三人口红利——兼论我国人口红利进程

对于创造性劳动，马克思虽未给出确切的定义，却对之重要贡献给予肯定，表明"自然界没有制造出任何机器，没有制造出机车、铁

---

① 马克思、恩格斯：《马克思恩格斯全集》（第四十六卷）（下），人民出版社，2003，第208页。

路、电报、走锭精纺机等等，它们都是人类劳动的产物"①。这里的劳动，准确地说是创造性劳动。狭义地讲，一切产出前所未有事物的劳动都可视作创造性劳动。

基本的，劳动可初步分为创造性劳动和重复性劳动两种。重复性劳动也称为机械性劳动，以劳动量的增长为主要形式。伴随分工细化和商品的极大丰富，从无到有越发困难，从有到优的创新性劳动成为创造性劳动和价值链发展的延伸，累进的质变优势同样可以创造价值。

结合我国经济发展的历史进程，可将我国人口红利大致归纳为四个阶段：①前人口红利阶段，从1949年到1970年，以五六十年代的婴儿潮和鼓励人口生育为背景，"人多力量大"和"劳动者光荣"的制度及文化下，出生率迅速提高，为之后我国经济的迅猛发展打下了坚实的人口基础；②第一人口红利阶段，从1970年到1995年，改革开放后国内市场的迅速发展和引进外资经济背景下，人口红利主要来源于劳动人口的重复性、创收性劳动，量变优势积累产生的质变价值为下一阶段的创造创新提供了重要来源，同时计划生育、社会抚养费等人口政策的严格执行大幅度降低了我国的人口出生率，加速了老龄化社会进程；③第二人口红利阶段，从1996年到2012年，1996年开始我国人口总抚养比首次降到50%以下，全球化、新一轮技术革命、互联网经济的崛起包含创造与创新内涵，"大众创业、万众创新"成为新的制度文化，质变价值优势为经济增长和度过金融危机提供了强大动力，与此同时我国进入老龄化社会，老年人口比例不断增大；④当下的第三人口红利阶段，从2013年开始，从上一阶段不断降低的人口抚养比开始回升，劳动年龄人口从增长转而减少，"4-2-1"的家庭结构使得劳动人口负担增大，新常态与新时代背景下，老年人口继续创造劳动价值，尤其是创造创新价值成为人口新优势的重要内涵。老年人口能否"充分就业"，这不仅是新时代社会福利的重要组成，也是我国深化供给侧结构性改革的核心部分（参见表1）。

---

① 马克思、恩格斯：《马克思恩格斯全集》（第四十六卷）（下），人民出版社，2003，第219页。

表 1　劳动分类、价值创造与我国人口红利来源

劳动分类	重复性、创收劳动	创造性劳动	创新性劳动
劳动价值	创收性积累价值	创造性突破价值	创新性累进价值
劳动产出	从有到多	从无到有	从多到优
优势转变	纯粹量变优势	根本质变优势	累进质变优势
人口红利阶段	第一红利主要来源，充足的劳动力供给、高储蓄	第二红利主要来源，人力资本的创新升级、较高的资本回报和积累，分工地位提升	

　　第三人口红利能否实现，关键在于两点。一是老年人口"自由支配时间"的科学利用。"社会能在 6 个小时之内生产出过去 12 个小时的产品"①，质的极大满足和生产力的迅猛发展使得人们拥有其余 6 个小时的"自由支配时间"，这是对劳动人口而言的。老年人口退休后的时间要更加充裕，这是老年人口得以继续创造劳动价值的基础。

　　二是老年人口的分工地位提升和劳动关系的新定位。"如果分工不是出自自愿，那末人本身的活动对人来说就成为一种异己的、与他对立的力量，这种力量驱使着人，而不是人驾驭这种力量，劳动者的创造性将受到抑制"②，由于老年人口处于社会分工的弱势地位，创造创新价值难以施展。放眼我国当代经济发展和社会现实，老年人口继续发挥自身创造创新价值既有机遇又有挑战，机遇不少，新时代人民健康、公共服务、卫生医疗、养老服务尤其是老年教育的不断发展下，老年人口加强自身科学发展得到普遍认同；挑战同样很多，我国老年人口常需为子女提供隔代照护等工作，即便是具有充分的自由劳动时间，由于年龄弱势，很难找到发挥"创造创新"的工作岗位，继续从事技术等专业性工作，公司企业也不再提供诸多保障福利，如果老年人口只进行一般劳动，与日本、韩国不同，我国制度文化上子女有"不孝"之嫌，家庭以及社区邻里之间的声名舆论会降低老年人口的劳动意愿。

　　从老年人口价值创造到市场优势转化的具体过程来看，主要分为三个环节。首先，老年人口素质状态要满足劳动的基本要求，在预期寿命和健康预期寿命不断增加下，提升健康素养是一切劳动的基础。

---

① 马克思、恩格斯：《马克思恩格斯全集》（第二十六卷），人民出版社，1974，第 281 页。
② 马克思、恩格斯：《马克思恩格斯全集》（第三卷），人民出版社，1995，第 37 页。

其次，劳动的价值要进行商品化，只有进入劳动市场才可能完成价格表现。最后，商品必须得到市场认可。信息获取、知识创新、市场变化的把握都对老年人口的"思想力"提出了挑战，进入老龄化社会仅为获取第三人口红利的充分条件。

三　实证分析

（一）　模型设定与变量网络

假设 Y 为国家总产出（GDP），设 N 为一个国家总人口数量，少儿抚养比设为 h，养老抚养比设为 g，总人口抚养比为 $h+g$，则可得劳动年龄人口数为 $\dfrac{N}{h+g+1}$。

利用一个包含人力资本的柯布道格拉斯生产函数，基于索罗宏观增长理论，在人力物质资本规模报酬不变的情况下，可设生产函数为：

$$Y = AK^{\alpha} \left[Hp\,\frac{N}{h+g+1} \right]^{1-\alpha} \tag{1}$$

其中 A 是技术的函数，H 代表人力资本存量，p 代表劳动年龄人口中实际参与劳动产出的比率，可得劳动资本为 $(h+g+1)\dfrac{K}{pN}$，劳动生产率 LA 为：

$$LA = \frac{Y}{N}\frac{(h+g+1)}{p} = Apk^{\alpha}H^{1-\alpha} \tag{2}$$

由此可知，人口抚养比对劳动生产率有着双重影响，一方面开始总抚养比较小，存在人口红利期。伴随抚养比不断提升，虽然人口红利在逐渐消失，但物质资本获得了不断积累，有助于提升劳动生产率；另一方面抚养比的增加会对人均产出产生负面影响，会对劳动生产率的提升产生不利，$1<h+g+1<2$ 说明资本不断积累和规模递减同时存在。

结合理论分析，建立如下实证模型：

$$y_{it} = \alpha_0 + \alpha_1 lnpop_{it} + \alpha_2 lnE_{it} + \alpha_3 lnpc_{it} + \alpha_4 lnlp_{it} + \alpha_5 lnid_{it} + u_{it} \tag{3}$$

$$y_{it} = \beta_0 + \beta_1 y_{i,t-1} + \beta_2 lnpop_{it} + \beta_3 lnE_{it} + \beta_4 lnpc_{it} + \beta_5 lnlp_{it} + \beta_5 lnid_{it} + f_i + u_{it} \tag{4}$$

方程（3）和方程（4）为典型的静态和动态面板计量模型，被解释变量是平均劳动生产率，以实际 GDP 与年末就业人数之比来衡量。解释变量 pop 为老龄化与人口红利变量，包括劳动人口比例和人口总抚养比，总抚养比以少儿老年人口之和与劳动年龄人口之比来衡量。E 为人力资本变量，用人均受教育年限来表示。人均受教育年限过往研究中标准不够充分，未考虑研究生、中职教育人口。自 2000 年至今 20 年来，我国当前教育水平和高等教育普及度已有很大提升，本次设教育水平小学以下为 3 年，小学为 5 年，初中为 9 年，高中为 12 年，中职为 12 年，大专为 15 年，大学为 16 年，研究生及以上为 18.5 年。[①]

pc 表示总体物质资本的积累水平，包括储蓄率、人口自然增长率与资本折旧率之和两个变量，储蓄率以"1-最终消费率"粗略代表，资本折旧率过往研究大多设在 5%～15%，本次资本折旧率折中设为 10%。lp 代表就业参与率，以第一、第二、第三产业的就业总人数与劳动年龄人口比值来衡量。id 为收入分配变量，来表征居民物质资本的积累状况和分布差异，包括个人所得税、城乡人均收入之比两个变量。参照蔡昉等学者的研究，我国人口红利开始的第一转折点在 2004 年前后，养老抚养比在 2013 年降至最低，本次选用 2006～2015 年的中国 30 个省区市面板数据进行研究。变量的描述性统计如表 2 所示，西藏、中国台湾、中国香港、中国澳门地区数据缺失，本次暂未能包含在内。

表 2　变量描述性统计及具体指标计算

变量	指标	观察值	均值	标准差	最小值	最大值	具体衡量
被解释变量	平均劳动生产率	300	41714	27283	1425	155553	实际 GDP/年末就业总人数
老龄化与人口红利变量	总抚养比	300	35.64	6.69	19.27	55.09	老年少儿人口占劳动人口比
	劳动人口所占比例	300	73.90	3.66	64.48	83.84	劳动年龄人口占总人口比

---

① 在传统计算方法上微调，人均受教育年限为：小学教育以下水平人口比例×3+小学教育水平人口比例×5+初中教育水平人口比例×9+普通高中教育水平人口比例×12+中职教育水平人口比例×12+大专教育水平人口比例×15+大学教育水平人口比例×16+研究生及以上教育水平人口比例×18.5，其中，研究生教育时长设定为 2.5 年。

续表

变量	指标	观察值	均值	标准差	最小值	最大值	具体衡量
劳动人力资本投入	就业参与率	300	56.37	6.45	39.59	72.11	三大产业就业人数占劳动年龄人口比例
	人力资本水平	300	8.35	1.15	5.10	12.07	人均受教育年限
物质资本积累水平	储蓄水平	300	50.39	8.01	35.9	79.8	1-最终消费率
	人口自然增长率与资本折旧率之和	300	15.24	2.59	9.4	21.78	资本折旧率折中取值10%
人口劳动报酬	个人所得税	300	16.59	1.20	12.11	19.02	人口城镇化率除以全国平均
	城乡收入比	300	21.79	15.64	6.33	98.85	城乡居民人均收入之比

（二）整体实证检验

面板数据单位根检验（LPS和LLC检验）显示数据为平稳序列，首先进行静态面板实证分析，来对各变量之于劳动生产率的影响进行基线判断，也为动态面板分析提供辅助依据。

如表3所示，结果显示，劳动人口比例对劳动生产率有显著的正向影响，总抚养比、储蓄率对劳动生产率有显著的负向影响，与理论分析一致。混合OLS和FE检验中，就业参与率影响为负，与理论不符。内生性检验发现内生变量，尝试用工具变量的2SLS方法进行估计，发现虽然主要变量的影响比较稳健，却因采用不同工具变量出现弱工具变量的问题，因此尝试在构造动态面板估计的同时，拟采用系统GMM估计方法。本文实证模型采用广义矩估计方法，可在一定程度上克服人口结构变量的内生性问题。在具体GMM方法的选择上，与差分GMM相比，系统GMM综合利用了水平滞后项和差分游走变化的信息，可通过矩条件约束来增加工具变量的个数，从而来克服差分GMM矩估计后可能存在的弱工具变量问题。同时本次资本折旧率折中采用 10%，作为稳健性分析，也给出了 5%和 15%资本折旧率下的检验结果。

表 3　混合 OLS、FE、IV-2SLS 实证结果

模型	（1）	（2）	（3）	（4）	（5）	（6）
方法/解释变量	混合 OLS	FE	2SLS	混合 OLS	FE	2SLS
总抚养比	-1.78 *** (0.228)	-2.08 *** (0.429)	-2.03 *** (0.249)	—	—	—
劳动人口比例	—	—	—	6.71 *** (0.893)	8.55 *** (1.73)	7.59 *** (0.96)
人均受教育年限	0.177 (0.258)	0.100 (0.280)	0.236 (0.212)	0.211 (0.459)	0.11 (0.28)	0.28 (0.215)
储蓄率	-1.12 *** (0.213)	-1.11 *** (0.225)	-0.937 *** (0.278)	-1.09 *** (0.215)	-1.17 *** (0.224)	-0.91 *** (0.283)
人口增长率与资本折旧率之和	0.277 (0.216)	2.57 *** (0.681)	0.339 (0.246)	0.22 (0.216)	2.62 *** (0.68)	0.27 (0.25)
就业参与率	-0.469 * (0.277)	-1.23 ** (0.61)	0.566 (0.642)	-0.53 * (0.278)	-1.32 ** (0.61)	0.484 (0.633)
个人所得税	-0.061 (0.098)	-0.08 (0.094)	-0.033 (0.098)	-0.07 (0.099)	-0.09 (0.09)	-0.04 (0.098)
城乡收入比	-0.157 ** (0.076)	-0.03 (0.125)	-0.10 (0.08)	-0.16 ** (0.077)	-0.015 (0.125)	-0.109 (0.078)
残差值	22.48 *** (1.689)	20.17 *** (30.89)	17.98 *** (3.15)	-12.46 *** (4.74)	-23.8 *** (8.31)	-21.56 (7.17)
观测值	300	300	300	300	300	300

注：（1）括号内的值为标准误差；（2）*、** 和 *** 分别表示在 10%、5%和 1%的显著性水平下显著。

表 4 最后三行中，给出了广义矩估计工具变量的有效性检验，检验判断不存在序列相关，一阶残差存在序列相关，而二阶残差不存在。

Sargan 检验值大于 0.05，由是判断在广义矩估计过程中使用的工具变量总体是有效的，不存在过度识别问题。

表 4　动态面板实证检验

模型	（1）	（2）	（3）	（4）	（5）
估计方法/ 解释变量	系统 GMM 劳动人口比	系统 GMM 总抚养比	系统 GMM 少儿抚养比	系统 GMM 5%折旧	系统 GMM 15%折旧
滞后一期变量	-1.71*** （0.50）	-1.67*** （0.50）	-1.88*** （0.48）	-1.62*** （0.498）	-1.55*** （0.43）
就业参与率	0.77 （1.52）	0.71 （1.58）	1.60 （1.57）	0.77 （1.59）	-0.41 （1.43）
劳动人口比例	21.34*** （2.72）	—	—	—	—
抚养比情况	—	-4.95*** （0.59）	-4.4*** （0.63）	-4.99*** （0.58）	-3.70*** （0.65）
人均受教育年限	0.756*** （0.172）	0.722*** （0.163）	0.48*** （0.188）	0.731*** （0.166）	0.56*** （0.16）
储蓄率	-2.19*** （0.48）	-2.28*** （0.485）	-2.85*** （0.47）	-2.25*** （0.47）	-2.32*** （0.488）
人口增长率与资 本折旧率之和	2.93*** （0.95）	3.0*** （0.88）	4.44*** （1.21）	2.10*** （0.53）	-0.74*** （0.24）
个人所得税	-0.21** （0.098）	-0.19** （0.093）	-2.44** （0.100）	-0.189** （0.094）	-0.16* （0.094）
城乡收入比	-1.11*** （0.342）	-1.12*** （0.32）	-0.987*** （0.313）	-1.09*** （0.318）	-1.13*** （0.33）
一阶自相关检验	0.02	0.02	0.01	0.03	0.00
二阶自相关检验	0.74	0.59	0.86	0.59	0.66
Sargan 检验	0.84	0.87	0.93	0.91	0.88

注：（1）括号内的值为标准误差；（2）*、**和***分别表示在10%、5%和1%的显著性水平下显著。

动态面板实证分析结果显示，①劳动生产率具有显著的滞后效应，就业参与率表现出正向影响，但不显著且系数较小，说明伴随1980年到 2000 年的 20 年间，就业市场和劳动保障制度的完善，传统的第一次劳动保障制度红利已然消失。②劳动人口比例具有显著且较大的正向影响，提升劳动人口比例依旧是今后深化供给侧结构性改革的重点。③人口总抚养比和少儿抚养比都对劳动生产率具有显著的负向影响。与总抚养比相比，少儿依赖人口产生的负担影响略低，但相差微小，说明老年人口的增加会产生相应的负担挑战。但同时，越来越多的，老龄化结构变动产生的积极影响不断突出，我国已然实际进入老年人口继续参与劳动供给和创造产出的第三人口红利机遇期。④储蓄率对劳动生产率产生显著负向影响，体现了物质资本的规模报酬递减效应，先老而未富是老龄化的重要挑战，与减少物质资本折旧相比，增加人口增长和出生率对应对老龄化挑战可能更有效。⑤个人所得税和城乡收入差异对劳动生产率都具有显著的负向影响，民众实际收入减少和分配不均表现出的发展不充分和发展不均衡社会矛盾越发突出。二者相比，"不患寡而患不均"更加明显。除继续提升转换动能推动发展外，推动养老社会保障和公共服务均等化形势将越发紧迫。接下来继续进行区域差异分析检验。

四 区域实证检验

如图 1 所示，按 30 个省区市城乡收入比从高到低排列，各地区城乡发展差异显著，天津最小（9.12），贵州最大（58.12）。可大致划分为三大区域，城乡发展差异较大的地区多为西南与西北地区，差异较小的多为东部沿海地区。按图 1 横坐标从左到右，第一区域为贵州到内蒙古十个省份，第二区域为新疆到湖北十个省份，第三区域为河北到天津十个省份，与"七五"规划期间我国三大经济带省份有些许差异。为便于与我国现实结合分析，第一、第二、第三区域可粗略视为西部、中部和东部。

从表 5 可以看出，按城乡发展差异划分的三大区域中，劳动生产率都具有明显的滞后效应，人口抚养比、资本存储率、城乡差异都具有显著的负向影响。

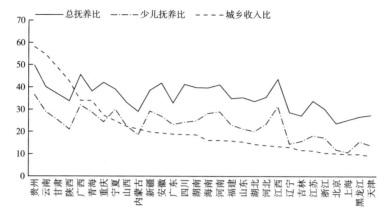

图1　2006~2015年各省份平均城乡收入差距与人口抚养比

表5　我国人口抚养比、劳动生产率区域差异实证检验

模型	（1）	（2）	（3）	（4）	（5）	（6）	（7）
区域GMM估计/解释变量	第一区域：差异大	第二区域：差异中	第三区域：差异小	京津冀	长三角	珠三角	东北三省
滞后一期变量	-2.55*** （0.992）	-1.74** （0.74）	-0.61** （0.31）	0.13 （0.94）	-0.08 （0.12）	-0.07 （0.42）	-0.96 （1.08）
就业参与率	3.12*** （0.97）	-2.14* （1.27）	-1.86 （1.94）	-11.12 （11.64）	-2.73*** （0.23）	-2.20*** （0.54）	5.38*** （0.93）
人口抚养比	-6.04*** （1.12）	-2.97*** （0.92）	-3.25*** （0.72）	-1.35 （2.29）	-1.23** （0.61）	-1.92* （1.02）	-4.6*** （1.58）
人均受教育年限	0.518 （0.399）	0.26 （2.63）	0.87*** （0.26）	0.233 （0.486）	-0.197 （0.38）	-0.109* （0.163）	0.624 （0.467）
资本储蓄率	-2.61*** （0.623）	-3.67*** （1.17）	-1.52*** （0.31）	-1.52*** （0.23）	-1.46*** （0.29）	-2.49 （2.22）	-0.91*** （0.097）
人口增长率与资本折旧率之和	-1.54* （2.31）	1.88 （1.65）	4.22** （1.93）	4.36*** （0.48）	1.56** （0.74）	-5.9*** （1.63）	1.88 （2.86）
个人所得税	0.15 （0.10）	-0.6*** （0.16）	-0.07 （0.12）	0.24** （0.10）	-0.52** （0.25）	-0.61* （0.32）	-0.066 （0.086）

模型	（1）	（2）	（3）	（4）	（5）	（6）	（7）
城乡收入比	−0.94* (0.53)	−1.91*** (0.59)	−1.33*** (0.41)	−1.58*** (0.49)	−1.09 (0.86)	0.128 (0.186)	0.303 (0.38)
一阶自相关	0.03	0.09	0.06	0.9	0.18	0.37	0.13
二阶自相关	0.59	0.97	0.10	0.17	0.13	0.12	0.17

注：（1）括号内的值为标准误差；（2）*、** 和 *** 分别表示在 10%、5% 和 1% 的显著性水平下显著。

第一区域就业参与率呈现显著的正向作用，人口抚养比的负面影响系数最大（−6.04），消除老龄化带来的负向影响后续为"西部开发"的制度重点，加强劳动就业和养老保障对西部发展具有较大的促进作用。在第二区域，人口抚养比的影响系数（−2.97）最小，而资本储蓄率（−3.67）和城乡收入比（−1.91）产生的负面影响系数在三个区域中最大，应努力为"中部"崛起创造资本积累的良好条件，对可能扩大的城乡发展不平衡做好提前应对。第三区域显著的是，人口增长率与资本折旧率之和（4.22）、人均受教育年限（0.87）呈现显著的正向影响，推动人力资本的不断升级、东部地区的人口政策重点之一应为提升出生率。

同时，作为对比和辅助性分析，对我国当今主要城市群和发展区域也进行了检验。东北地区作为当前养老金缺口最大的发展区域，所呈现的与"第一区域"相近的就业比例大、人口抚养比负向影响大等特点比较相近；京津冀、长三角和珠三角则具有明显的"第三区域"发展特征，而同时各大区域间也存在一定的差异，京津冀城乡差距、就业参与方面应加强重视，而珠三角人口增长与资本积累方面则应重点关注。

五　结论与政策建议

百年未有之大变局，国家处于经济双循环和深化经济改革的战略转型机遇期。保持劳动增长率平稳增长是实现经济公平、经济效率、经济治理可持续的重要保障，也是社会福利和公共服务的重要支撑。未富先老、加速老龄化依旧是目前健康中国战略实现的较大挑战。

劳动是时间、经验、效率的函数，年龄结构的变动并不能完全消除劳动产出，即老年人群的劳动价值将一直存在。且伴随老龄化程度的加深，老龄人群的劳动价值不仅在总量上不断凸显，未来也将在创新创造方面展现更多可能，对应对经济系统和民生系统风险具有重要的保护作用。将马克思的劳动价值论与劳动经济理论相结合，在加深老龄人群劳动价值认知的基础上，我们也发现，区域经济不平衡、区域公共服务可及性差异依旧是未来中国经济发展和民生建设的重难点。

当然，本次研究还有一些不足。首先，我们没能将政治经济学的投入产出分析法进一步和经济增长理论结合，运用的数理模型建立在索罗模型之上，有一定的模型缺陷。其次，我们没能更好地找到中国健康人力资本的数据，资本积累除了教育资本部分的衡量，在积极应对健康老龄化和推进健康中国的议题上，理应对健康人力资本进行探索。在未来研究中，应更进一步地对老年人力资本进行探索。最后，本文着重探索的是未富先老，对未来如何实现"老有所富"和"老有所为"，应该结合健康服务业、老年人群再就业方向、银发人力资源开发等更加具体的研究分支进行多维度探索。

尤其是在疫情等公共卫生危机之下，我们应当关注真实世界的经济现实、民生现实和公共反馈，农村继续务农老年人、拾荒老年人群、隔代照护老年人群、护养院务工的老年人等群体应当得到政策关注，为弱势群体提供医疗激励、养老补贴也是健康中国战略实现的重要一环。

健康中国研究（第一辑）

第 35~51 页

减少"可避免住院"以巩固和拓展健康扶贫成果

——相关概念、国际经验和对策建议[*]

陈　楚　陈　婷　潘　杰[**]

摘　要　中国脱贫攻坚取得了全面胜利，健康扶贫在减少"因病致贫、返贫"上发挥了重要作用。在后扶贫时期，如何巩固和拓展健康扶贫成果面临新挑战。本研究提出以减少"可避免住院"来巩固和拓展健康扶贫成果的策略，实现从"重治疗"转向"重预防"，从"关注贫困人群"转向"关注全人群"，从"资源投入导向"转向"服务考核导向"。最后，基于国际经验和中国实际，提出强化决策者和公众认识、加强标准和干预研究，以及实施相关具体举措的政策建议。

关键词　"可避免住院"　因病致贫返贫　健康扶贫

党的十八大以来，以习近平同志为核心的党中央把脱贫攻坚摆到了治国理政的突出位置，不断完善脱贫攻坚制度和政策设计。2015年末，中共中央、国务院发布了《关于打赢脱贫攻坚战的决定》。2016

---

[*]　本文为教育部人文社科规划基金项目（18YJA790062）、中国博士后科学基金项目（2020M683298）、泰康溢彩公共卫生及流行病防治专项基金阶段性成果。
[**]　陈楚，福建医科大学卫生健康研究院讲师；陈婷，四川大学华西公共卫生学院/四川大学华西第四医院博士研究生；通讯作者：潘杰，四川大学华西公共卫生学院/四川大学华西第四医院副院长、教授。

年，"十三五"脱贫攻坚规划提出产业扶贫、转移就业脱贫、易地搬迁脱贫、教育扶贫、健康扶贫等举措开展脱贫攻坚工作。党的十九大把打赢脱贫攻坚战作为全面建成小康社会的三大攻坚战之一。2021 年2 月25 日，习近平总书记在全国脱贫攻坚总结表彰大会上庄严宣告，我国脱贫攻坚取得了全面胜利，现行标准下 9899 万贫困人口全部脱贫，832 个贫困县全部摘帽，12.8 万贫困村全部出列，区域性整体贫困得到解决，完成了消除绝对贫困的艰巨任务。

"两不愁、三保障"（稳定实现贫困人口不愁吃、不愁穿，义务教育有保障、基本医疗有保障、住房安全有保障）是脱贫攻坚着力解决的突出问题。实现"贫困人口基本医疗有保障"是健康扶贫的工作目标。脱贫攻坚期间，针对"因病致贫、返贫"问题，围绕"基本医疗有保障"目标，健康扶贫主要从"预防、治疗、保障"三个维度开展工作，如预防方面，为贫困人口开展健康体检，开展家庭医生签约等；提升医疗服务能力方面，开展"三个一"标准化建设（保证每个贫困县至少有一所县级公立医院，每个乡镇有一所标准化乡镇卫生院，每个行政村有一个卫生室）、定点帮扶、医共体、医联体建设等；提高医疗保障水平方面，先诊疗后付费、大病保险倾斜、医保兜底等。[1]健康扶贫取得了显著成效，"因病致贫、返贫"人口实现了脱贫，同时，极大减轻了贫困群众的就医经济负担，提供财务风险保护作用，有效缓解了"因病致贫、返贫"。[2]

贫困问题具有复杂性和系统性，尽管实现脱贫摘帽，返贫、致贫的风险仍然会存在[3]，其中，由于疾病的特殊性，"因病致贫、返贫"的风险相较于"教育""交通"等其他原因返贫、致贫的风险更大[4]。脱贫攻坚的成果来之不易，新时期，巩固和拓展脱贫攻坚成果是脱贫地区的重要议题。"巩固"重在强调脱贫攻坚成果的可持续和稳定性，

---

[1] 陈楚、潘杰：《健康扶贫机制与政策探讨》，《卫生经济研究》2018 年第 4 期。

[2] Chen C., Pan J. "The Effect of the Health Poverty Alleviation Project on Financial Risk Protection for Rural Residents: Evidence from Chishui City, China," *International Journal for Equity in Health*, 2019, 18 (1): 1-16；徐俪筝、魏传永、王健：《山东省健康扶贫政策实施效果与问题分析》，《中国公共卫生》2019 年第 9 期。

[3] 汪三贵、郭建兵、胡骏：《巩固拓展脱贫攻坚成果的若干思考》，《西北师大学报》（社会科学版）2021 年第 3 期。

[4] 中国人口与发展研究中心：《中国健康扶贫研究报告》，人民出版社，2019。

做到不返贫、不致贫,"拓展"重在强调对脱贫攻坚成果的不断发展,坚持提质增效。① 健康扶贫成果的巩固和拓展是脱贫地区工作的重点和难点。本研究通过分析目前巩固和拓展健康扶贫成果面临的挑战,提出以降低"可避免住院"为抓手来应对挑战,总结国际减少"可避免住院"的经验,最后,基于我国实际提出对策建议,以期为巩固和拓展健康扶贫成果提供决策参考。

一　巩固和拓展健康扶贫成果面临的挑战

现阶段,要继续巩固并拓展脱贫地区健康扶贫成果面临以下三个挑战。

第一,从"重治疗"转向"重预防"。图1总结了"贫困—疾病—贫困"恶性循环链。在健康扶贫期间,由于时间紧、任务重,脱贫攻坚在切断"贫困—疾病—贫困"的恶性循环的策略中,重点在"疾病—贫困"阶段,即发生疾病以后的治疗和治疗费用的保障方面,包括提升贫困地区医疗服务能力建设和加强贫困群众医疗保障,涉及图1中的③和④部分。然而,对于疾病发生之前的预防工作开展相对较弱,大部分地区仅对贫困群众进行健康体检、家庭签约,而针对体检结果的干预和疾病健康管理较少,涉及图1中的①和②部分。因此,新时期要巩固和拓展健康扶贫成果,同时衔接乡村振兴,需要从源头上减少疾病的发生,防止疾病的恶化,重在①和②部分。只有由"重治疗"(疾病治疗和治疗费用保障)转向"重预防",提升群众的健康水平,才能为推动乡村振兴建设打下健康的人力资源基础。

第二,从"关注贫困人群"转向"关注全人群"。健康扶贫期间,以贫困线为界,扶贫重点关注绝对贫困人口患病后的治疗。在新时期巩固和拓展健康扶贫成果,需要关注预防。预防不仅涉及低收入人群,还涉及相对贫困人口以外的老人、儿童等患病高风险人群。② 除此之外,一般人群也面临罹患疾病、发生灾难性卫生支出的风险。因此,

---

① 汪三贵、郭建兵、胡骏:《巩固拓展脱贫攻坚成果的若干思考》,《西北师大学报》(社会科学版) 2021年第3期。

② 李小云、苑军军、于乐荣:《论2020后农村减贫战略与政策:从"扶贫"向"防贫"的转变》,《农业经济问题》2020年第2期。

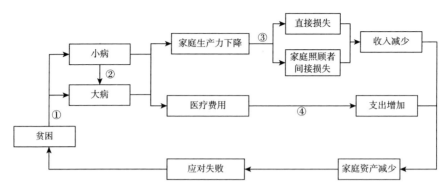

图1　"贫困—疾病—贫困"恶性循环链

为减少"因病致贫、返贫"的发生，需要关注全人群健康，从人群角度提高抵御疾病风险的能力。

第三，从"资源投入导向"转向"服务考核导向"，提高巩固和拓展健康扶贫成果的投入产出效率。健康扶贫期间，为了解决贫困人口"因病致贫、返贫"问题，全国投入了巨大的人力、物力和财力资源。财政部2019年下达医疗救助补助资金达到289.98亿元（含中央专项彩票公益金），支持各地资助包括贫困人口在内的困难群众参加基本医疗保险，并对困难群众难以负担的基本医疗自付费用给予补助。医疗救助补助资金中的40亿元专门用于支持深度贫困地区提高农村贫困人口医疗保障水平，实现医疗保障托底。在支持医疗服务能力提升方面，2019年财政部下达医疗服务与保障能力提升补助资金278.96亿元，其中，安排补助资金25.76亿元支持368个深度贫困县医疗卫生机构服务能力提升。[①] 脱贫攻坚时期，以考核地区医疗卫生服务能力和降低贫困人口疾病经济负担为指挥棒，通过巨大投入很好地解决了贫困人口看病就医的可及和保障问题。在新的阶段，要巩固和拓展健康扶贫成果，需要进一步关注健康投资的产出效率，以服务考核为导向，提升产出效率。

二　"可避免住院"概念

"可避免住院（Potentially Avoidable Hospitalizations，PAH）"是

---

① 《财政部：加大健康扶贫投入，力争实现贫困人口看得起病》，百度网，https://baijiahao.baidu.com/s？id=1639293686295239218&wfr=spider&for=pc。

指通过及时、有效的院外医疗卫生服务可以避免发生的住院。国际上，通常将"院外服务敏感疾病（Ambulatory Care Sensitive Conditions，ACSCs）"导致的住院定义为可以避免。①

"院外服务敏感疾病"是指病症的发生发展可以通过质量良好的院外服务进行有效控制的一系列疾病。"院外服务"是相对于住院服务而言，主要是指医疗机构提供的非住院服务，包括家庭医生服务、慢病管理等基础医疗服务（Primary Care），在中国涉及医院的门诊服务和大部分基层医疗服务。美国卫生保健研究与质量管理处（Agency for Healthcare Research and Quality，AHRQ）将 16 项"预防性质量指标"（Prevention Quality Indicators，PQIs）涵盖的疾病定义为"院外服务敏感疾病"。表 1 罗列了这些疾病对应的中国疾病诊断编码②。

表 1 识别"可避免住院"的 ICD-10 编码

分类	纳入编码（主要诊断）	排除编码（除主要诊断外其他所有诊断）
糖尿病短期并发症	E10.0 E10.1 E11.0 E11.1	—
糖尿病长期并发症	E10.2-E10.9 E11.2-E11.9	—
COPD 或哮喘	J41.0 J41.1 J41.8 J42 J43.0 J43.1 J43.2 J43.8 J43.9 J44.0 J44.1 J44.9 J47 J44.804 J45.0 J45.1 J45.8 J45.9 J46	E84.0 E84.1 E84.8 E84.9 P25.0 - P25.3 P25.8 P27.0 P27.1 P27.8 P27.9 Q25.4 Q31.1-Q31.9 Q32-Q34 Q39.0-Q39.4 Q89.3
高血压	I10 I11.9 I12.9 I13.1 I13.9	—

---

① Mercier G., Georgescu V., Bousquet J. "Geographic Variation in Potentially Avoidable Hospitalizations in France," *Health Affairs*, 2015, 34 （5）：836 - 843；Agency for Helathcare Research and Quality, Potentially avoidable hospitalizations. https://www.ahrq.gov/research/findings/nhqrdr/chartbooks/carecoordination/measure3.html；Weissman J. S., Gatsonis C., Epstein A. M. J. "Rates of Avoidable Hospitalization by Insurance Status in Massachusetts and Maryland," *Jama* 1992, 268 （17）：2388-2394；Wallar L. E., De Prophetis E., Rosella L. C. "Socioeconomic Inequalities in Hospitalizations for Chronic Ambulatory Care Sensitive Conditions：a Systematic Review of Peer-reviewed Literature, 1990-2018," *International Journal for Equity in Health*, 2020, 19：1-16.

② Chen T., Pan J. "The Effect of Spatial Access to Primary Care on Potentially Avoidable Hospitalizations of the Elderly：Evidence from Chishui City, China," *Social Indicators Research*, 2020：1-21.

续表

分类	纳入编码（主要诊断）	排除编码（除主要诊断外其他所有诊断）
心力衰竭	I11.0　I13.0　I13.2　I50.0 I50.1　I50.9	—
社区获得性肺炎	J13　J14　J15.2 - J15.4 J18.0 J18.1 J18.8 J18.9	D57.0 - D57.3　D57.8　B20.0 - B20.9 B59　C88.7　C88.9　C94.4　C94.5　D46.2 D47.0　D47.1　D47.9　D61.8　D70　D71 D72.0　D75.803　D76.1 - D76.3　D80.0 - D80.9　D81.0 - D81.2　D81.4　D81.6 - D81.9　D82 - D84　D89.8　D89.9　E40 - E43　I12.0　I13.1　I13.2　K91.2　N18.0 T86　Z94.0~94.4　Z94.8　Z99.2
泌尿系统感染	N10　N12　N15.1　N15.9　N16 N28.801　N28.820　N28.836 N30.0 N30.9 N39.0	N11　N13.0　N13.6　N13.7　N13.9 Q60.0 - Q60.6　Q61.0 - Q61.5　Q61.8 Q61.9　Q62.0 - Q62.8　Q63　Q64.1 - Q64.3　Q64.5 - Q64.9　B20.0 - B20.9 B59　C88.7　C88.9　C94.4　C94.5　D46.2 D47.0　D47.1　D47.9　D61.8　D70　D71 D72.0　D75.803　D76.1 - D76.3　D80.0 - D80.9　D81.0 - D81.2　D81.4　D81.6 - D81.9　D82 - D84　D89.8　D89.9　E40 - E43　I12.0　I13.1　I13.2　K91.2　N18.0 T86　Z94.0~94.4　Z94.8　Z99.2

资料来源：Chen T., Pan J. "The Effect of Spatial Sccess to Primary Care on Potentially Avoidable Hospitalizations of the Elderly: Evidence from Chishui City, China," *Social Indicators Research*, 2020: 1-21。

　　美国卫生保健研究与质量管理处定义的 "院外服务敏感疾病" 在相关国际实践和研究中使用最为广泛，但由于其与人群面临的健康挑战和卫生服务体系服务能力息息相关，不同的国际组织和国家关于 "院外服务敏感疾病" 的定义存在一定差异。例如，经济合作与发展组织（Organization for Economic Cooperation and Development, OECD）将其定义为哮喘、慢性阻塞性肺疾病、糖尿病、糖尿病相关的下肢截肢、充血性心力衰竭和高血压共 6 项疾病①。英国国家卫生局（UK National Health Service, NHS）将其定义为流感和肺炎、通过免疫规划

----

① 周传坤、曲直、马雯、宋景晨、马谢民：《可避免住院：概念和意义》，《中国卫生质量管理》2015 年第 6 期。

能避免发生的疾病、哮喘、充血性心力衰竭、糖尿病并发症、慢性阻塞性肺疾病、心绞痛、缺铁性贫血、高血压、营养不良、脱水和胃肠炎、肾盂肾炎、穿孔或出血性溃疡、蜂窝织炎、盆腔炎、耳鼻喉感染、牙科疾病、惊厥和癫痫、坏疽等共 19 项疾病。①

总结文献,"院外服务敏感疾病"可以归纳为三类疾病:一是可以通过预防接种避免住院治疗的疾病,主要涉及一些传染性疾病,如麻疹、流行性腮腺炎、破伤风等;二是通过及时有效的院外医疗服务控制症状从而避免住院治疗的疾病,主要涉及一些有急性症状的疾病,如胃肠炎、泌尿道感染、穿孔性溃疡、蜂窝织炎等;三是通过优质的健康管理防止症状加重和并发症发生从而避免住院治疗的疾病,主要涉及一些慢性非传染性疾病,如高血压、糖尿病、充血性心力衰竭等。②

这里需要特别指出的是,"可避免住院"与"不合理住院"在概念上具有较大的差异。"不合理住院"主要是指因医生判断患者住院指征不规范将不需要住院的患者收治入院。"可避免住院"需要住院治疗,但它本可以避免;"不合理住院"本身不需要住院治疗,但利用了住院服务。

三 减少"可避免住院"以巩固和拓展健康扶贫成果

本研究提出以减少"可避免住院"来巩固和拓展健康扶贫成果的策略,实现从"重治疗"转向"重预防",从"关注贫困人群"转向"关注全人群",从"资源投入导向"转向"服务考核导向"。

---

① NSH. Ambulatory care sensitive conditions, https://digital.nhs.uk/data-and-information/data-tools-and-services/data-services/innovative-uses-of-data/demand-on-healthcare/ambulatory-care-sensitive-conditions.

② 周传坤、曲直、马雯、宋景晨、马谢民:《可避免住院:概念和意义》,《中国卫生质量管理》2015 年第 6 期;Lumme S., Manderbacka K., Arffman M., et al. "Cumulative Social Disadvantage and Hospitalisations Due to Ambulatory Care-sensitive Conditions in Finland in 2011-2013: a Register Study," *BMJ Open*, 2020, 10 (8): e038338; Correa-Velez I., Ansari, Z., Sundararajan, V., Brown, K., et al. "A Six-year Descriptive Analysis of Hospitalisations for Ambulatory Care Sensitive Conditions among People Born in Refugee-source Countries," *Population Health Metrics*, 2007, 5 (1): 1-8。

第一，减少"可避免住院"有助于从源头切断"贫困—疾病—贫困"的恶性循环路径，实现从"重治疗"转向"重预防"。回顾"因病致贫、返贫"人口的致贫历程，多是由于小病未及时治疗，转变成大病后进行住院治疗，高额的医疗费用导致家庭面临疾病经济风险，进而发生贫困或进入更深的贫困。① 而"可避免住院"可以通过院外前期及时有效的干预，避免疾病发生，避免疾病加重而需要住院，即图1中的①和②阶段，是预防工作开展的有力抓手，与巩固和拓展健康扶贫成果中要开展工作的方向一致。

第二，减少"可避免住院"，实现从"关注贫困人群"转向"关注全人群"。如前所述，"因病致贫、返贫"不仅仅是贫困人口面临的问题，一般农村人群也可能出现"因病致贫"。以减少"可避免住院"为策略，可以对全部农村人口进行及时有效的健康干预，减少人群由"小病变成大病"的概率，进而减少发生"因病致贫、返贫"的概率。同时，该策略也进一步体现乡村振兴"以人为中心"的理念，提升人群的健康水平。

第三，减少"可避免住院"有助于提升健康投入产出效率，实现从"资源投入导向"转向"服务考核导向"。"可避免住院"是一个健康投入的产出指标。目前"可避免住院"常用来评估初级医疗卫生保健的质量和可及性②，探索初级卫生保健的薄弱环节及干预效果评估③，评估各地区卫生系统的绩效④，反映当地人群的健康水平。因此，乡村振兴阶段，通过对"可避免住院"指标的监测，有助于了解健康乡村建设、健康促进项目等工作的投入效果；同时，以减少"可

---

① 陈楚、潘杰：《健康扶贫机制与政策探讨》，《卫生经济研究》2018年第4期；陈楚、潘杰：《健康扶贫政策目标与因病致贫情境的确认评价——以贵州省赤水市健康扶贫实践为例》，《中国卫生政策研究》2019年第4期。

② Freund T., Campbell S. M., Geissler S., et al. "Strategies for Reducing Potentially Avoidable Hospitalizations for Ambulatory Care-sensitive Conditions," *The Annals of Family Medicine*, 2013, 11 (4): 363-370; Niti M., Ng T. "Avoidable Hospitalisation Rates in Singapore, 1991-1998: Assessing Trends and Inequities of Quality in Primary Care," *Journal of Epidemiology and Community Health*, 2003, 57 (1): 17-22.

③ Ansari Z. "The Concept and Usefulness of Ambulatory Care Sensitive Conditions as Indicators of Quality and Access to Primary Health Care," *Australian Journal of Primary Health*, 2007, 13 (3): 91-110.

④ Jorm L. R., Leyland A. H., Blyth F. M., et al. "Assessing Preventable Hospitalisation InDicators (APHID): Protocol for a Data-linkage Study Using Cohort Study and Administrative Data," *BMJ Open*, 2012, 2 (6).

避免住院"为产出指标的投入，可以有效提高投入产出效率。

　　减少"可避免住院"来巩固和拓展健康扶贫成果可以带来较高的效益。本研究以四川省为例，利用美国 AHRQ 提出的 PQIs 指标结合文献中疫苗接种"可避免住院"的疾病对 2016 年至 2019 年末的建档立卡贫困人口住院数据进行分析，发现贫困人口住院共 3868256 人次，其中"可避免住院"有 1895324 人次，"可避免住院"占所有住院的比例为 49.00%。贫困人口住院中"可避免住院"总费用支出高达 51.37 亿元，其中自付费用达 3.71 亿元。这意味着 49.00% 的贫困人口住院可以通过良好的健康管理得以避免，可以节约的疾病经济负担巨大。此外，四川省各贫困县之间"可避免住院"率存在较大的差异，这一定程度说明在现有的较低资源配置水平上，"可避免住院"率较高地区还存在较大降低的空间。

四　减少"可避免住院"的国际经验

　　如何降低"可避免住院"不仅是我国巩固和拓展健康扶贫成果的需求，也是国际上许多国家的需求。"可避免住院"导致的医疗卫生支出给各国带来了沉重的负担，例如美国，"可避免住院"每年导致医疗卫生系统增加超过 300 亿美元的卫生支出[1]；英国"可避免住院"从 2006 年到 2016 年间增加了 42%，总的卫生支出增加了 55 亿英镑[2]。降低"可避免住院"率成为卫生政策提高人群健康和降低医疗卫生支出的关键。

　　目前，影响"可避免住院"的因素可以归纳为内部因素和外部因素。内部因素是指个人因素，包括①个人特征（年龄、性别、种族）。例如小于 18 岁和 65 岁以上人口"可避免住院"率更高[3]。②个人就医意愿。在农村地区更低的看病意向"可避免住院"率更高[4]。③个

① Wen H., Johnston K. J., Allen L., et al. "Medicaid Expansion Associated with Reductions in Preventable Hospitalizations," *Health Affairs*, 2019, 38 (11): 1845-1849.

② Hodgson K., Deeny S. R., Steventon A. "Ambulatory Care-Sensitive Conditions: Their Potential Uses and Limitations," *BMJ Quality&Safety*, 2019, (28): 429-433.

③ Guo L., Macdowell M., Levin L., et al. "How Are Age and Payors Related to Avoidable Hospitalization Conditions?" *Managed Care Quarterly*, 2001, 9 (4): 33-42.

④ Hrdy S. A., Hoppe P. M., Bouda D. W. "Nebraska Outpatient Care Quality Assessment," *The Nebraska Medical Journal*, 1993, 78 (2): 36-41.

人疾病的严重程度。个人疾病的严重程度可以较好地解释"可避免住院"在人口和地区间的差异①。④个人的社会认知和功能性活动②，二者是"可避免住院"的独立危险因素。

外部因素包括①社会因素，包括社会经济地位、医疗保险制度等。研究发现社会经济地位越低，"可避免住院"发生率越高。③ Laditka 研究发现，没有保险和仅有 Medicare 保险者发生"可避免住院"风险较高。④ Bindman 等人指出 Medicaid 的管理式支付方式相较于 Medicaid 的按服务付费制度更可以降低"可避免住院"率。⑤ ②医疗卫生服务因素，如医疗服务机构缺乏医疗卫生人员，医疗卫生人员对指南依从性低⑥，医疗服务缺乏连续性⑦，医疗卫生人员缺乏稳定性⑧，基层医疗卫生服务可及性差⑨

① Billings J., Zeitel, L., Lukomnik, J., Carey, T. S., Blank, A. E., et al. "Impact of Socioeconomic Status on Hospital Use in New York City," *Health Affairs*, 1993, 12 (1): 162-173.

② Johnston K. J., Wen, H., Schootman, M., et al. "Association of Patient Social, Cognitive, and Functional Risk Factors with Preventable Hospitalizations: Implications for Physician Value-based Payment," *Journal of General Internal Medicine*, 2019, 34 (8): 1645-1652.

③ Laditka J. N., Probst J. C. "More May Be Better: Evidence of a Negative Relationship between Physician Supply and Hospitalization for Ambulatory Care Sensitive Conditions," *Health Services Research*, 2005, 40 (4): 1148-1166; Chen L., Lu, H. M., Shih, S. F., et al. "Poverty Related Risk for Potentially Preventable Hospitalisations among Children in Taiwan," *BMC Health Services Research*, 2010, 10 (1): 196.

④ Laditka J. N. "Physician Supply, Physician Diversity, and Outcomes of Primary Health Care for Older Persons in the United States," *Health & Place*, 2004, 10 (3): 231-244.

⑤ Bindman A. B., Chattopadhyay, A., Osmond, D. H., et al. "The Impact of Medicaid Managed Care on Hospitalizations for Ambulatory Care Sensitive Conditions," *Health Services Research*, 2005, 40 (1): 19-38.

⑥ O'malley A. S., Pham, H. H., Schrag, D., et al. "Potentially Avoidable Hospitalizations for COPD and Pneumonia: the Role of Physician and Practice Characteristics," *Medical Care*, 2007, 45 (6): 562-570.

⑦ Ansari Z. "The Concept and Usefulness of Ambulatory Care Sensitive Conditions as Indicators of Quality and Access to Primary Health Care," *Australian Journal of Primary Health*, 2007, 13 (3): 91-110.

⑧ Caughey, G. E., Pratt, N. L., Barratt, J. D., et al. "Understanding 30-day Re-admission after Hospitalisation of Older Patients for Diabetes: Identifying Those at Greatest Risk," *Medical Journal of Australia*, 2019, 206 (4): 170-175.

⑨ Chen L., Lu, H. M., Shih, S. F., et al. "Poverty Related Risk for Potentially Preventable Hospitalisations among Children in Taiwan," *BMC Health Services Research*, 2010, 10 (1): 196.

等。③环境因素，地理位置①、稳定的居住环境②等。

针对内外部的影响因素，在许多减少"可避免住院"项目中，也进行了一定的探讨。首先，内部因素的干预上：对社区人员进行健康知识的教育、运动指导以及将教育、运动等结合的多维的干预内容，提高人员健康素养。③

其次，外部因素干预上：①在政策管理方面，"可避免住院"的责任应该由初级保健、二级保健、医院、社区和病人共同承担；"可避免住院"率并不简单反映医疗质量的高低，而应该在高度综合水平上或对其复杂影响关系的因素进行充分调整的基础上才能反映质量；基于证据而非仅仅专家意见确定"可避免住院"指标。④ ②将"可避免住院"作为健康项目或政策绩效的考核指标。⑤ ③改革医保支付方式，在健康计划项目中，采用按人头付费，同时与护理机构、医院、其他服务提供者和参保人及其家属合作，减少可避免的住院治疗。⑥ ④提高初级卫生保健服务能力，识别高风险的"可避免住院"病人，评估病人的社会状况、服药依从性和疾病自我管理能力；做好症状和治疗依从性的随访；对病人及其家庭主要照顾者进行自我管理的培训，

---

① Busby J., Purdy S., Hollingworth W. "A Systematic Review of the Magnitude and Cause of Geographic Variation in Unplanned Hospital Admission Rates and Length of Stay for Ambulatory Care Sensitive Conditions," *BMC Health Services Research*, 2015, 15 (1): 324.

② Quensell M. L., Taira, D. A., Seto, T. B., et al. "I Need My Own Place to Get Better: Patient Perspectives on the Role of Housing in Potentially Preventable Hospitalizations," *Journal of Health Care for the Poor and Underserved*, 2017, 28 (2): 278.

③ Karla Jaques M. B., Fiona Haigh, Siggi Zapart. Reducing the Risk of Potentially Preventable Hospitalisations: A Literature Review of Community-based Approaches, South Western Sydney Local Health District. 2018. https: //chetre. org/wp-content/uploads/2018/06/ Reducing-the-risk-of-potentially-preventable-hospitalisations-literature-review-. pdf 2021 - 05 - 26.

④ Freund T., Campbell S. M., Geissler S., et al. "Strategies for Reducing Potentially Avoidable Hospitalizations for Ambulatory Care-sensitive Conditions," *The Annals of Family Medicine*, 2013, 11 (4): 363-370.

⑤ Kimmey L., Verdier J. "Reducing Avoidable Hospitalizations for Medicare-Medicaid Enrollees in Nursing Facilities: Issues and Options for States," Integrated Care Resource Center Technical Assistance Brief, 2015.

⑥ Kimmey L., Verdier J. "Reducing Avoidable Hospitalizations for Medicare-Medicaid Enrollees in Nursing Facilities: Issues and Options for States," Integrated Care Resource Center Technical Assistance Brief, 2015.

了解急性症状的表现以便及时就医；利用电子信息系统来跟进和管理病人健康信息；在医生教育和培训中强调沟通技巧①。

最后，干预方式上：①让社区的人员共同参与可以提高降低"可避免住院"效能。②通过深入社区和利用手机移动终端、电话咨询、电视等电子信息传播方式进行健康教育②。③要有常规、易理解的宣传材料，可以更好地宣传治疗相关方案。③

"可避免住院"的影响因素和有效减少可避免住院的措施总结如图2所示。

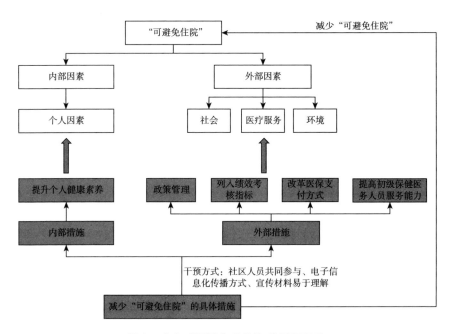

图 2 减少"可避免住院"的国际经验

注：灰色框为减少"可避免住院"的措施。

① Freund T., Campbell S. M., Geissler S., et al. "Strategies for Reducing Potentially Avoidable Hospitalizations for Ambulatory Care-sensitive Conditions," *The Annals of Family Medicine*, 2013, 11 (4): 363-370.

② Quensell M. L., Taira, D. A., Seto, T. B., et al. "I Need My Own Place to Get Better: Patient Perspectives on the Role of Housing in Potentially Preventable Hospitalizations," *Journal of Health Care for the Poor and Underserved*, 2017, 28 (2): 278.

③ Freund T., Campbell S. M., Geissler S., et al. "Strategies for Reducing Potentially Avoidable Hospitalizations for Ambulatory Care-sensitive Conditions," *The Annals of Family Medicine*, 2013, 11 (4): 363-370.

五　对策建议

人民健康是民族昌盛和国家富强的重要标志，预防是最经济最有效的健康策略。巩固和拓展脱贫健康扶贫成果是新时期的重要使命，"可避免住院"是脱贫地区开展预防工作的重要抓手。通过减少"可避免住院"，将有助于提升脱贫地区群众健康水平，减少住院概率，降低疾病经济负担，从源头上实现防止"因病致贫、返贫"的发生。本研究参考国际"可避免住院"的影响因素和有效的干预策略，结合我国实际情况，提出减少"可避免住院"巩固和拓展健康扶贫成果的建议。

第一，强化政策决策者和公众对减少"可避免住院"重要性的认识。政策决策者和大众对减少"可避免住院"的认同是开展减少可避免住院工作的前提。计划行为理论认为，行为意向是影响行为最直接的因素，该因素受态度、主观规范和知觉行为控制的影响，认同是政策有效执行的前提和基础。[1] 政策决策者的认同有助于"可避免住院"相关政策的制定和执行；大众的认同有助于在政策实施时提高主动性，提高政策参与的热情和自觉性，形成良好广泛的群众基础[2]，提高减少"可避免住院"政策的实施效果。而促进政策决策者和大众对减少"可避免住院"的认同则需要学界对"可避免住院"进行深入研究，形成相关证据，结合目前"以人的健康为中心"的理念，将证据转化。

第二，制订中国"院外服务敏感疾病"目录和加强"可避免住院"影响因素研究。对减少我国"可避免住院"的研究中，首先，需要形成我国的院外服务敏感疾病目录。由于各国国情不同，医疗卫生服务体系有所差别，各国的"可避免住院"指标之间也有所差别。目前国内学者分析主要采用美国的 PQIs 指标，如 Chen 等人利用 PQIs 指标分析贵州省赤水市"可避免住院"与医疗资源空间可及性的关系[3]；

---

① Ajzen I. "The Theory of Planned Behavior," *Organizational Behavior and Human Decision Processes*, 1991, 50 (2): 179–211.

② 刘长勇：《生活满意度、政策认同与农民的乡村振兴参与意愿——基于全国 223 个村庄 1163 位农民的调查分析》，《武陵学刊》2020 年第 5 期。

③ Chen T., Pan J. "The Effect of Spatial Access to Primary Care on Potentially Avoidable Hospitalizations of the Elderly: Evidence from Chishui City, China," *Social Indicators Research*, 2020: 1–21.

柴培培等人利用该指标对我国慢性病进行费用核算①。尽管有学者意识到直接使用他国"可避免住院"指标，可能会影响结果的准确性②，但我国的"可避免住院"指标目前尚未构建，亟须解决。其次，我国"可避免住院"的影响因素分析需进一步加强。目前的研究主要针对单一"可避免住院"，如对哮喘或糖尿病进行影响因素分析③，只有1篇利用PQIs指标对贵州省赤水市进行研究④，发现空间可及性对老年人"可避免住院"有影响。此外，目前的影响因素分析研究未考虑"可避免住院"影响因素呈现多水平的特点，对"可避免住院"在个人、地区层面呈现差异的内在机制也尚未进行深入探讨，需要学界深入开展相关研究。

第三，实施减少"可避免住院"干预措施。一是促进人群健康素养。健康素养是指个体具有获得、解释和理解基本健康信息与服务的能力，并能运用信息和服务促进个体的健康。⑤ 它包括健康的知识和相关的技能，并且能用二者促进健康的行为。对于脱贫地区，要进行"可避免住院"的辨识，明确各乡镇、村主要的"可避免住院"，确定优先干预的"可避免住院"。可以采用以下方式提升群众"可避免住院"防控的健康素养。一方面，以"关键人物"法为突破口，逐步营造减少"可避免住院"知识提升的社会共识。社会网络具有放大各类"社会规范"的功能，把某种信念通过个体进行连接变成"超个体"，推动人们形成一致的观念和行动。先以乡村中的"关键人物"，即影响力较大的人员为突破口开展健康教育，通过"关键人物"带动其他人群改变观念和行为。⑥"关键人物"一般被认为有族长、村干部、在校中小

① 柴培培、张毓辉、万泉、翟铁民、郭锋、李岩、黄云霞、李涛：《基于卫生费用核算的我国慢性病可避免住院费用分析》，《中国卫生经济》2019年第4期。

② 周传坤、马谢民、赵乐平、胥雪冬、宋景晨：《可避免住院、可避免再住院研究概述》，《中国医院管理》2018年第6期。

③ 李倩、江芹、周海龙、张振忠：《我国哮喘病患者可避免住院现状分析》，《中国卫生经济》2020年第3期；姜诚鑫、江芹、周海龙、张振忠：《我国糖尿病可避免住院的现状研究》，《中国卫生经济》2018年第5期。

④ Chen T., Pan J. "The Effect of Spatial Access to Primary Care on Potentially Avoidable Hospitalizations of the Elderly: Evidence from Chishui City, China," *Social Indicators Research*, 2020: 1-21.

⑤ 佟丽、胡俊峰、侯培森：《健康素质与健康素养》，《中国健康教育》2006年第4期。

⑥ 李本燕、白露露、吴楷雯、邓睿：《我国居民健康素养提升的难点与对策探析》，《健康教育与健康促进》2021年第1期。

学生、年轻女性等。另一方面，融合线上线下的健康教育干预方式。脱贫地区在脱贫攻坚中已实现网络全覆盖，且随着智能手机的普及和农村电商、直播业务的发展，互联网知识传播方式已被脱贫地区群众广泛接受。因此，将"可避免住院"疾病防控相关健康知识转为数字化形式，借助抖音、快手等群众接受度高的平台进行发布，融合线上与线下开展健康教育。

二是提升基层服务能力。许多研究已证实基层医疗服务能力越高，"可避免住院"率越低。① 提升基层"可避免住院"医疗服务能力可以通过以下步骤。首先，基于健康扶贫期间建立的贫困人口健康档案，明确高风险的"可避免住院"人群、地区主要的"可避免住院"类型。其次，评估基层"可避免住院"服务能力。对照目前"可避免住院"疾病管理指南要求，评估基层医疗机构在人员、设备上是否具备相应的能力。以糖尿病为例，基层医疗机构需要具备基本的降糖药品，包括磺脲类、格列奈类、双胍类、胰岛素、噻唑烷二酮类、α-糖苷酶抑制剂其中的 1~2 种药品；器械上需要身高体重秤、软尺、血糖仪、血压仪、生化分析仪、心电图仪、B 超、彩超、X 射线仪；能力上需要医生、护士具备基本糖尿病管理能力，对照评估基层是否具备这些条件。再次，填平补齐乡镇卫生院、村卫生管理相应"可避免住院"需要的设备，人员需要的知识和技能。对于人员知识和技能的培训，以在地化培训为主，可以采取专业人员现场指导和网络远程教学相结合的培训方式，再结合健康档案和当地健康乡村建设形成当地居民"可避免住院"疾病自我管理的方案。最后，基于新冠肺炎疫情防控网格化治理模式推行健康管理的方案，促进"可避免住院"疾病的健康管理。

三是创新支付方式改革。医保支付方式对医务人员、病患行为会产生很大影响。② 有研究表明，对高血压、糖尿病门诊实施预付制的按人头付费不仅能够降低患者总的医疗支出、自付医疗支出和医保

① 周传坤、曲直、马雯、宋景晨、马谢民：《可避免住院：概念和意义》，《中国卫生质量管理》2015 年第 6 期；Ansari Z. "The Concept and Usefulness of Ambulatory Care Sensitive Conditions as Indicators of Quality and Access to Primary Health Care," *Australian Journal of Primary Health*, 2007, 13 (3): 91-110。

② Gosden T., Forland F., Kristiansen I., et al. "Capitation, Salary, Fee-for-service and Mixed Systems of Payment: Effects on the Behaviour of Primary Care Physicians," *Cochrane Database of Systematic Reviews*, 2000, (3).

报销费用，同时，患者的并发症数量也显著减少，且显著降低了医疗服务供方的道德风险。[①] 预付制是付费在医疗服务发生之前，医保机构和医院以契约的方式定好服务职责、付费规则，并支付费用，医院"超支自付，结余归己"。按人头付费是预付制的一种方式，参保人先选择某门诊机构作为定点医疗机构，并在签约期内接受定点医疗机构提供的普通门诊服务，医保机构根据医疗机构签约参保人数支付人头费。总额等于人头费乘以签约数。人头费的设定按照年龄组、慢性疾病诊断组、性别组进行加权。按人头付费可以激励定点医疗机构为患者提供高质量服务以吸引更多的签约，也可激励医疗机构特别是基层医生积极进行疾病预防工作以降低疾病发生率并节约成本。

四是作为绩效考核内容。在地区卫生健康事业绩效考核中纳入"可避免住院"情况。脱贫地区巩固和拓展健康扶贫成果策略由"重治疗"转向"重预防"，"可避免住院"作为一个产出指标，可以直观且有效地反映群众住院被及时、有效地干预而避免住院的情况，体现医防融合、健康促进项目的成效。目前，脱贫地区开展的医共体建设，爱国卫生运动、健康村镇、健康家庭工程等健康促进活动，可以"可避免住院"作为考核指标，进行成效考核评价。例如，在健康乡村建设中，可采用"奖补结合"的方式，帮助群众树立"每个人都是自己健康第一责任人"的意识，减少"可避免住院"。其具体做法，第一，制定考核标准。建议由卫健部门出台"可避免住院"相应的考核标准。第二，向各村宣布健康乡村建设的要求和评估的标准。将资助健康乡村建设的经费分为补基本部分和奖励部分。其中，补基本部分主要考虑脱贫地区刚脱贫，健康乡村建设基础较差，给予一定补偿，确保健康乡村建设的基本要求可以实现；奖励部分作为激励，对减少"可避免住院"成效较好的村庄进行奖励，奖励金落实到每个农户，以形成健康乡村建设利益共同体，促进农户的主动健康意识。第三，发布地区"可避免住院"率，考核和验收。

---

① 朱铭来、王恩楠：《医保支付方式改革如何减轻道德风险？——来自医保基金支出的证据》，《保险研究》2021年第4期；朱铭来、王恩楠、邱晓禹：《天津市糖尿病按人头付费改革效果评估》，《中国卫生经济》2021年第2期。

六　小结

打赢脱贫攻坚战是党对人民的庄严承诺。现行标准下农村人口已全部脱贫，贫困县全部摘帽，区域性贫困问题得到解决。但是，致贫、返贫的风险仍然存在，尤其是"因病致贫、返贫"。新时期，要巩固和拓展健康扶贫成果，需要进一步优化健康扶贫政策，从"重治疗"转向"重预防"，从"关注贫困人群"转向"关注全人群"，从"资源投入导向"转向"服务考核导向"，实现提质增效。

以可避免住院为巩固和拓展健康扶贫成果的抓手，可以从源头上实现防止"因病致贫、返贫"，提升群众健康水平，减少疾病发生发展，降低群众疾病经济负担。新时期，要强化决策者和公众对减少可避免住院重要性的认识，制定中国"院外服务敏感疾病"目录和加强"可避免住院"影响因素研究，实施相关减少可避免住院具体举措。具体举措包括促进人群健康素养、提升基层服务能力、创新支付方式改革，以及将可避免住院情况纳入地区卫生事业绩效考核内容。

健康中国研究（第一辑）

第 52~66 页

© SSAP，2022

新时代城市健康治理的内涵与实践进程[*]

唐　芳^{**}

摘　要　城市化加速发展的背景下，居民日益增长的美好生活需要和不平衡不充分的发展之间的矛盾对城市健康治理提出了更高的要求，为解决现代城市发展中的一系列健康风险，城市健康治理亟待创新。而如何理解城市健康治理的内涵，从国内外城市健康治理的实践进程中获得启示，是当前探索中国城市健康治理的方式之一。本文旨在介绍新时代城市健康治理的背景，阐释城市健康治理内涵，并通过对不同社会背景下国内外城市健康治理的实践进程进行梳理，为后续城市健康治理研究奠定基础。

关键词　城市健康　健康治理　健康战略

一　引言

我国自启动新一轮医药卫生体制改革以来，建立了系统的基本医疗卫生制度，在医疗卫生保障运行的新机制等方面取得了阶段性成效，然而目前医药卫生体制改革已经进入深水区，体制机制方面长期积累

---

* 本文为研究阐释党的十九届五中全会精神国家社会科学基金重大项目"全面推进健康中国建设的战略方向与动力机制研究"（21ZDA104）阶段性成果。

** 唐芳，武汉大学公共卫生学院/人口与健康研究中心博士研究生。

的深层次矛盾集中①，尤其是我国城市人口众多，人口流动频繁，城市居民健康服务和保障等需求量颇多，落实到城市层面的健康治理仍然有较大的挑战。如何完善卫生健康体系运行机制和治理体系，以及引入新的治理机制，成为目前城市健康发展尤为紧迫的课题。

党的十九届五中全会提出了"全面推进健康中国建设"的重大任务，提出了到 2035 年"建成健康中国"的远景目标，并对"十四五"时期全面推进健康中国建设的国家战略做出了明确部署。这是我们党以人民为中心的发展思想的体现，是中国特色社会主义进入新时代的必然要求。同时，党的十九届四中全会做出了《中共中央关于坚持和完善中国特色社会主义制度 推进国家治理体系和治理能力现代化若干重大问题的决定》，提出了深化改革的总体目标，即完善和发展中国特色社会主义制度、推进国家治理体系和治理能力现代化。因此，着力推进健康治理体系和治理能力现代化，为人民群众提供更好的卫生健康服务势在必行。我国制度的优越性体现在我们党把"不断满足人民日益增长的美好生活需要"作为自己的使命不懈追求，通过科学设计美好生活的蓝图，不断地治理实践，实现人民美好生活的愿景。在这其中，如何创造美好的健康生活，需要有效地治理。现在的治理已不再局限于卫生体系内部，而是取决于卫生体系外部的社会决定因素和不健康行为的影响，需要通过卫生和非卫生部门之间的合作来完成。因此，城市作为现代社会进步发展的重要载体，面对我国经济增长进入新常态、城镇化发展进入新阶段，对人民健康需求提出新要求，推进国家治理体系和治理能力现代化落实到城市发展上，就要完善城市健康治理体系，提高城市健康治理能力，走出一条中国特色城市健康发展道路。以下从城市健康治理的视角阐述健康治理的内涵，并系统梳理国内外关于城市健康治理的实践进程，以此为后续开展中国城市健康治理奠定基础。

二 城市健康治理的基本内涵

在谈论城市健康治理之前，需要明确健康治理的基本内涵。世界

---

① 董志勇、赵晨晓：《"新医改"十年：我国医疗卫生事业发展成就、困境与路径选择》，《改革》2020 年第 9 期。

卫生组织发布的《全球健康治理概念考察》白皮书提出，健康治理的定义为政府或者其他参与者通过全政府①和全社会治理来引导社区、国家或国际组织追求健康，并使健康成为国家福祉的组成部分。② 在健康治理中，一套互相协调的政策是必不可少的，许多政策基于卫生和非卫生部门、公共和私营部门以及公民之间，进行健康促进联合行动，以谋求共同健康利益。健康治理赋权于卫生和非卫生部门以及其他相关机构，目的是在制定促进健康政策时发挥更大的作用。③

根据 Gerry Stoker 的治理理论④，"治理"的概念不同于"管理"的概念，从管理走向治理，是人类社会发展的普遍趋势。"多一些健康治理，少一些健康管理"是我国在健康理念和思想上的重要进步。健康治理和健康管理主要有以下几个方面的区别。其一，主体不同，健康管理的主体是政府单一层面，而健康治理的主体则是多元的，强调个体赋能，既包括政府，也包括企业、社会组织和居民一切与健康相关的主体等。其二，性质不同，健康管理带有强制性色彩，健康治理则带有一定的协商性，刚性管理和柔性管理相结合，通过适度赋权和制度约束，多元主体协同共治，在应对健康问题上达成一致。其三，运行的向度不一样，健康管理的运行向度大多是自上而下，健康治理的运行向度可以是自上而下，也可以是平行的。其四，运行范围不一样，治理过程呈现"解辖域化"⑤，健康管理所及的范围是以主体能力所及领域为边界，侧重于政府的权力范围，健康治理则以健康公共服务领域为边界，包含治理主体共同健康利益的范畴，治理比管理要宽广得多。

然而，在过去的几十年里，"管理"时代的遗产制约了城市健康治理创新的制度选择。就像"路径依赖"表达的那样，前期的路径选

---

① 全政府：公共服务机构跨部门工作，通过正式或者非正式的方式来实现共同的目标和政府对特定问题的综合反应，尤其专注于政策制定和服务提供。

② WHO. *Global Health Governance —A Conceptual Review*. https: //apps. who. int/iris/ bitstream/handle/10665/68934/a85727_eng. pdf; sequence＝1.

③ Kickbusch, Ilona & Gleicher, David. Governance for Health in the 21st Century. World Health Organization. Regional Office for Europe, 2012.

④ R. Rhodes. "The New Governance: Governing without Government," *Political Studies*, 44, 1996.

⑤ 杨海鸥：《〈阿罗史密斯〉的解辖域化叙事策略》，《文学教育》2010 年第 11 期。

择往往对后期的制度变革在一定程度上构成了限制。① 在新时代背景下，城市发展效应不能局限于自上而下的机制，而是需要将治理制度创新，发展优势效应，并辐射到周边的地区。因此，中国城市化目前承担着国家发展战略和经济转型的任务，中国城市健康治理有待探索新的治理之道，具体体现在保证城市获得一定规模性红利的同时，也能消除城市规模扩张带来的环境污染、交通拥挤、医疗资源供给不充足等负面影响，同时带动周边城镇、县域的健康发展。可是，这一点，无论是在学术界还是在政府决策层面，均未得到具体的答案。进入新时代，部分城市健康治理变革的实践依然在再管理化和多元治理化之间摇摆，而前一种力量比较占据上风。由此，如何推进城市健康治理体系和治理能力现代化是一个亟待解决的议题。但我们可以明确的是，城市健康治理的基本内涵是生活在城市的多元治理主体为应对城市内出现的各种健康问题、城市发展带来的负面影响，而实现城市居民健康福祉最大化而进行的持续互动过程。

三 国内外城市健康治理的实践进程

任何一个国家、地区、城市的卫生健康治理变化都是与其经济社会文化发展及治理体系和能力紧密相关的，而治理体系的特征又与赋权者的核心价值观密不可分，其核心价值观决定其战略方针，战略方针统领卫生健康治理。当然，不同时期的战略方针反映了特定时期需要解决的主要矛盾和问题。因此，每座城市在其社会转型的特定阶段都需要特定的健康治理，从其构成来说，城市健康治理的对象主要是这座城市中健康秩序所形成的机制和规则。城市健康转型是指从一种稳固城市健康发展模式向另一种稳固城市健康发展模式的整体性转变，而城市健康治理往往是城市健康转型的重要支撑。本文回顾梳理和总结了国内外城市健康治理的实践进程和主要经验。

（一）国外的实践进程

国外有关城市这一层面的健康战略和健康治理相关实践比较成熟，

---

① Georg Schreyogg, Jorg Sydow. *The Hidden Dynamics of Path Dependence*. Palgrave Macmillan, 2009.

城市健康战略和实践的重心也随着时代和社会的变迁而进行相应的调整。从治理的理念和治理方式入手，可以将城市健康治理的实践进程归纳为四个阶段。

1. 以公共卫生为主的跨部门协作阶段

这一阶段城市健康治理的理念侧重于公共卫生健康领域，以优化环境卫生，减少城市的传染病发生。并且在这个阶段，健康治理已经有了法定权利。1842 年有学者首次对公共健康产生了关注，研究了英国劳工人群的卫生和生存状况，为后来的城市健康治理内容提供了依据。① 尔后两年，由于工业革命，城市健康问题尤其突出，英国成立了"城镇健康协会"，通过改善和规范建筑日照、通风等措施，使英国城镇公共卫生条件得到提高。也有采用健康项目的形式，对城市健康问题进行治理，如"威尔士心跳"（Heartbeat Wales）② 和"北卡累利阿"（North Karelia）项目③。同时，在治理的赋权上，19 世纪中叶，许多城市就设有公共卫生部门，拥有治理的权力。比如，1849 年，纽约市卫生部门拥有了"自己做或者促使其他部门做所有他们认为可能维护城市健康的事情"④ 的法定权力。

1948 年，世界卫生组织指出"健康是身体、精神和社会适应性的良好状态"，将人的健康置于更高层面。为实现人们更好的健康，《阿拉木图宣言》⑤ 提出，卫生治理不仅要提供卫生服务，还需要找到造成不良卫生状况的根本性的社会、经济和政治原因并予以解决，这样就需加强各国、地区和城市政府的跨部门协作，使治理在卫生健康方面的作用最大化。这种新型治理方式是首次强调其他部门在健康治理中的重要性。直到现在，跨部门协作治理也被证实是一个理性治理模

---

① Edwin Chadwick. *Report on the Sanitary Condition of the Laboring Population of Great Britain*. Edinburgh：Edinburgh University Press，1965.

② Capewell et al. "Effects of Heartbeat Wales programme," *British Medical Journal*，1999. 318：1072.

③ Puska P., Tuomilehto J., Aulikki N., et al. The North Karelia Project. 20 years results and experiences. 1995.

④ Rosenberg. *The Cholera Years：the United States in 1832，1849，and 1866*. Chicago，University of Chicago Press. 1962.

⑤ WHO. Declaration of Alma-Ata International Conference on Primary Health Care，Alma-Ata，USSR，6–12 September 1978. Geneva，World Health Organization. https：//www. who. int/publications/almaata_declaration_en. pdf.

式。从"促进健康的跨部门行动"到"卫生部门以外的部门采取的行动",后者表示治理主体就健康或健康公平的结果及决定因素采取的行动或决策可能,但不一定与卫生部门合作。总的来说,这一阶段是人们对于城市健康的初步探索。改善公共卫生健康是鉴于工业革命时期医疗卫生技术落后的情况下采取的行为。当时危害人们健康的首要因素是传染病肆虐,加上城市工人的居住和工作环境堪忧,因此,在这样的情况下,城市健康治理的核心在于使城市居民的生活和工作环境健康卫生,跨部门协作改善城市不良卫生状况。

2. 以健康促进和健康公共政策为主的阶段

这段时期城市中有些传染病得到了有效的控制,但依然存在其他的健康问题。由于社会行为、移民、失业以及社会经济不平等,城市中艾滋病、结核病和肝炎的感染风险更高,消除城市健康不平等、权力失衡、边缘化和歧视问题成为此时的重点内容。因此,城市健康治理的理念从"公共卫生"转向"健康不平等",即关注所有政策领域的健康和公平,实现城市健康的促进。《渥太华健康促进宪章》① 将"制定健康公共政策"作为促进健康的五大行动领域之一。在治理赋权上,《渥太华健康促进宪章》对健康的新生活方式和环境挑战的关注要求对卫生以外的部门(国家和国际的层面)进行监管,而对支持性环境的关注则通过设置共同健康目标的方法来实现,例如"世界卫生组织欧洲健康城市",这类健康促进方法使利益相关者、卫生部门等之间的隔阂减少。由此,健康城市项目得到兴起。日本是开展健康城市建设较早的国家,实施了"国民健康营造对策"。为实现健康促进策略到可操作实践模式的转化,1986 年世界卫生组织欧洲办事处启动了"健康促进项目"。加拿大多伦多市通过采取减轻污染的系列措施期望能够为市民提供清洁的水源、安全的食物,取得了显著的成效。新加坡开展"净化新加坡"行动来解决环境污染的问题。"健康城市项目"后来发展为"健康城市规划"。其间,加入该项目的城市共计 34 个,如奥地利的维也纳、比利时的梅西林、克罗地亚的萨格勒布等,并建立了

---

① WHO Regional Office for Europe. Ottawa Charter for Health Promotion. Copenhagen, WHO Regional Office for Europe. 1986. https://intranet. euro. who. int/__data/assets/pdf_file/0004/129532/Ottawa_Charter. pdf.

覆盖欧洲主要城市和地区的"欧洲城市健康网络"①。

这些城市健康治理实践中要求政府各部门采取协调一致的行动，以创造支持性的健康环境。《阿德莱德健康公共政策建议》② 强调公平是健康的重要社会决定因素并引入相关的问责机制③，这一治理理念不仅促进了利用健康风险因素及社会决定因素的变化来评估政府公共政策的实施效果及其对健康的影响，也推动了城市健康治理的创新，创新表现于在因果层面解决问题，并且必须采用联合政策的方法。这凸显了其他部门对健康的责任，并促进了健康影响评估。世界卫生组织欧洲健康城市和其他项目等体现出健康促进和健康公共政策更像是种渐进主义而非理性的政策模式；在这种创新的治理模式中，卫生部门扮演着倡导者的角色，制定的决策也是考虑到制度和个人理想方面的利益、价值观和既定立场。

3. 以将健康融入所有政策为主的阶段

"将健康融入所有政策"是建立在前两次健康治理的基础上——从"公共卫生"和"健康促进和健康公共政策"的经验中得到升华，是一种创新型健康治理手段，尽管从治理的内容上来说与跨部门行动和健康公共政策有些相似，但实质上已超越了这两个阶段。"将健康融入所有政策"是一种以卫生为重点的全政府方法，其基础是接受政策领域的不同利益以及在决策者之间建立关系以确保政策结果。④《关于"将健康融入所有政策"的阿德莱德声明》⑤ 提出，需要建立各部

---

① Marcus G. "European Healthy City Network Phase Ⅴ: Patterns Emerging for Healthy Urban Planning," *Health Promotion International*, 2015, 30 (suppl 1): i54.

② WHO, Adelaide Recommendations on Healthy Public Policy. Second International Conference on Health Promotion, Adelaide, South Australia, 5–9 April 1988. Geneva, World Health Organization. http://www.who.int/hpr/nph/docs/adeLaidErecommendations.pdf.

③ WHO, Jakarta Declaration on Leading Health Promotion into the 21st Century. 4th International Conference on Health Promotion: "New Players for a New Era-Leading Health Promotion into the 21st Century", jakarta, 21 – 25 July. Geneva, World Health Organization. http://www.who.int/hpr/NPH/docs/jakarta_ declaration_ en pdf.

④ Eeva, Ollila. "Health in All Policies: from Rhetoric to Action," *Scandinavian Journal of Public Health*, 2010, 39 (6_suppl): 11.

⑤ WHO and Government of South Australia. "Adelaide Statement on Health in All Policies," Geneva, World Health Organization. 2010. https://www.who.int/social_ determinants/ hiap_statement_who_sa_final.pdf.

门之间新的治理机制，以促进健康发展的可持续性和公平性，并改善健康结果。这种新的治理机制需要在政府内部，部门之间以及各级政府之间建立联合领导。在城市健康治理中，政府通过加强协调、整合、能力建设和政府整体建设，引导城市协调发展，提高健康公平。

斯托尔（Stahl）等①指出，当决策者做出健康政策并实施战略时，"将健康融入所有政策"这一健康治理方式是通过健康决定因素来考虑其制定的政策对健康的影响。其最终目的是通过向决策者阐明政策与干预措施，以及健康决定因素和政策作用下健康结果之间的联系，判定决策是否有利于健康。在国外的城市健康治理进程中，具有"将健康融入所有政策"代表性的有欧洲大规模的健康促进项目，如芬兰于1986年通过了基于跨部门行动方案，该方案改变了国家政策，特别是在农业和商业等领域，一个关键因素是减少对高脂肪含量产品的农业补贴，得到的补贴用于促进水果和蔬菜等的生产，在一定程度上促进了人们的健康饮食。这种较好的治理效果促使欧盟采取针对特定部门的健康影响评估。②

在20世纪中下叶，尽管城市市民健康问题从传染性疾病逐步转变为慢性非传染性疾病，但很多城市的重点治理内容仍然是治疗和康复，而不是健康促进和预防。同时，在城市健康治理的过程中，卫生部门的主要作用是组织卫生保健，卫生部门普遍很少受到优先重视，只有少数几个卫生部门系统地采用了"将健康融入所有政策"的办法，这使得城市决策者在制定城市发展的预算中卫生部门往往处于边缘状态。

4. 国家健康战略背景下的城市健康治理阶段

进入21世纪，城市面临着人口老龄化加剧、生态环境污染等带来的新问题，很多国家为了全民健康福祉，提出了在国家战略层面的健康策略，比如美国健康公民2020战略和健康日本21世纪计划等，这些国家战略指出健康不仅是一种发展状态，更是一种重要的治理能力。③ 因

---

① Stahl et al. Health in All Policies：Prospects and Potentials. Helsinki, Ministry of Social Affairs and Health, 2006. https：//www. euro. who. int/_ _ data/assets/pdf _ file/0003/109146/E89260. pdf.

② Puska & Stahl. "Health in All Policies—The Finnish Initiative：Background, Principles, and Current Issues," *Annual Review of Public Health*, 2010, 31：315-328.

③ 杨立华、黄河：《健康治理：健康社会与健康中国建设的新范式》，《公共行政评论》2018年第6期。

此，新时期的城市健康理念更加强调健康的可持续性和公平性、健康生活方式的培养，强调提高突发事件的应急能力和社会监督能力等①，将城市健康这一要素作为制定各类公共政策的重要考量。

在国家健康战略背景下，城市健康治理强调实施本地化的环境改善计划，创立灵活社区和支持性环境，强调"以人为本"的公共卫生服务体系建设。比如，加拿大以社区为基本单元，注重推进"健康社区""健康细胞"等建设②；美国则是利用非营业机构和宗教组织的力量，组织成立了"健康城市与社区联盟"，广泛动员社会力量参与③。西太平洋地区成立健康城市联盟，促进成员交流，分享健康城市建设经验，推动开展健康城市研究，提高项目建设能力，目前联盟成员已经覆盖西太平洋地区澳大利亚、中国、日本、韩国等9个国家的170余个城市和地区。④ 非洲区启动时间相对较晚，但也重视利用国际资源和国际合作促进城市的健康发展。2016年，上海健康城市共识第九届全球健康促进大会在上海召开，国际市长论坛是会议的独特功能之一，该论坛认识到由于世界人口的城市化进程不断加快，市长在创造健康的城市环境中扮演着至关重要的角色。100多位市长通过采纳《2016年上海健康城市共识》，致力于促进健康和可持续城市发展。⑤这些城市和地区制定了包括健康城市战略规划、行动方案等一系列规划，注重多领域参与和多部门合作，积极开展交流与对话，强调各种社会力量的整合。

虽然各个国家的健康城市项目启动时间、建设重点和取得的成效不尽相同，但在组织架构上基本采取了三级体系。首先是建立政策决策系统，争取政府的政治支持，进行广泛的社会动员。其次是组织项目协调系统，即成立项目执行委员会，并赋予一定的决策权和立法权，制定健康城市建设规划和行动计划，强化责任分工和相关的能力建设。

---

① 陈柳钦：《健康城市建设及其发展趋势》，《中国市场》2010年第33期。

② 周向红：《加拿大健康城市经验与教训研究》，《城市规划》2007年第9期。

③ 李志明、姚瀛珊、宋彦：《响应公共健康的美国城市规划教育：历史、培养模式与启示》，《国际城市规划》2020年第4期。

④ WHO. Western Pacific Region Healthy Cities. https：//www.who.int/healthy_settings/types/cities/en/.

⑤ 《健康城市上海共识》，疾病预防控制局网，http：//www.nhc.gov.cn/jkj/s5899/201611/e613b10eb33e4c639e31b38151e73c03.shtml。

最后是组建可落实的项目实施系统，这一阶段的重点在于分步骤落实战略规划，调动各相关部门协作，推动健康服务创新，鼓励社区公众参与，提升公众的健康意识，实施确保健康公平的政策等。

（二）国内的实践进程

在中国的实践方面，综合改革开放以来我国的城市健康相关行动，我国城市健康治理可以概括为以下两个特点：一是虽然真正意义上的城市健康治理实践起步较晚，但总体方向符合形势所需，治理方向逐渐从"卫生"转向"健康"；二是城市健康治理的内容逐渐增加，随疾病谱和居民健康需求的改变而进行相应调整。因此，依据城市健康治理进程和内容，将中国城市健康治理实践过程归纳为以下三个阶段。

1. 探索实践阶段（1952~2002年）

1952年毛泽东主席提出号召，在全国范围内发动群众，开展以除四害讲卫生为中心的爱国卫生运动，拉开爱国卫生运动序幕，城乡面貌焕然一新，让生活环境得到改善，人民群众的卫生健康知识水平得到不断的提高。江西省余江县在爱国卫生运动的开展下，于1958年消灭了肆虐成灾的血吸虫病，坚定了在党的领导下健康治理的决心。在这个时期，尽管依靠全民参与和决心解决了传染病的问题，但受我国当时经济发展水平的制约，加之城乡的医药资源缺乏、质量又不高，医学发展水平与发达国家有很大差距。随后，我国意识到需要发展与改革医疗卫生体系。1978年党的十一届三中全会召开，实行改革开放的伟大决策，刺激市场共同进行健康治理。虽然在一定程度上医疗卫生总体量得到了显著提高，但卫生总费用快速增长的背后藏着不可否认的问题：城市经济体制的改革让居民不再享受原来基于单位的"公费医疗"制度，大部分城市居民看病需要自费，使低收入群体和重病患者面临"因病致贫"的风险。

1989年国务院印发《关于加强爱国卫生运动工作的决定》，全国性的卫生城市建设工作全面开展，并继而出台《国家卫生城市标准》。这是中国"健康城市"治理的雏形。中国1990年评选国家卫生城市，并于1994年与世界卫生组织合作正式开展健康城市项目，选择北京市东城区等地开始健康城市建设项目试点。至此，中国"健康城市"的概念才正式形成。1994 年，卫生城市除了关注传染病发病率，还纳入具有中国特色的国际健康城市运动，包括健康社会和健康文化等方面。① 通过这些和其他努力，城市积累了健康优势，人口密度使城市能够更有效地提供水、卫生、教育、保健和能源，结果之一是城市居民的预期寿命比农村居民更长。② 1997 年全国爱卫办获得了正处于启动阶段的健康城市项目。1998 年召开医疗保险制度改革工作会议，并发布了《国务院关于建立城镇职工基本医疗保险制度的决定》，旨在解决城镇卫生发展不平衡、医疗保障制度不健全等问题。这一阶段处于中华人民共和国成立后，百废待兴，城市健康治理的内容是以提供防治传染病的卫生服务为主，其治理效果的确降低了病媒生物密度，显著减少了鼠疫、疟疾、流行性出血热等疾病的发生和流行。城市健康治理获得了阶段性的成功，为之后高质量发展城市健康奠定了基础，具有一定的历史意义。

2. 逐渐发展阶段（2003~2014 年）

一个城市的健康治理，需要一个领导者去引领其他治理主体。自"非典"发生后，面对城市健康问题，中国共产党拥有稳定的政治领导力量、有效的治理体系、可行的发展战略。由此，党建引领下的健康治理是城市健康治理的必然选择。从深层剖析，城市的党建具有双重逻辑。政治逻辑是党建的主导逻辑，行政逻辑是党建的辅助逻辑，党是领导核心，坚持现代化国家建设的社会主义方向是政治逻辑。在城市健康治理过程中，政治逻辑与行政逻辑的最终落脚点都在于增强城市党政组织持续服务市民，提供市民健康服务的能力。这种"一核多能"式的城市健康治理机制，构成了中国城市健康治理的主要载体。

这一时期，城市健康治理进入实质性发展阶段。首先，国家意识到公共卫生应急管理的重要性，在一段时间内将经费投入考虑了公共

① Yang J., Siri J. G., Remais J. V., et al. *The Tsinghua-Lancet Commission on Healthy Cities in China: Unlocking the Power of Cities for a Healthy China.* Lancet 2018; published online April 17. http://dx.doi.org/10.1016/S0140-6736（18）30486-0.

② Woetzel J., Mendonca L., Devan J., et al. "Preparing for China's Urban Billion," McKinsey Global Institute, 2009. https://www.mckinsey.com/global-themes/urbanization/preparing-for-chinas-urban-billion.

卫生。其次，在城市的医疗保障制度方面，从完善城镇职工基本医疗保险制度开始。开展城镇居民基本医疗保险试点，使得参加城镇职工基本医疗保险的人数从 2000 年到 2008 年增加了 2.7 亿①，基本医疗保险人群覆盖率不断提升。但不可否认的是，随着基本医疗保险覆盖率的提高，城市居民医疗需求得到释放，但也加速了医疗费用的上涨，出现"看病难、看病贵"的现象。② 最后，在健康城市项目建设方面，城市健康治理不再是单纯的健康城市建设、城市管理，而是需要针对当地居民的主要健康问题，结合当地社会经济环境发展特色，编制实施规划，把健康治理融入城市的每个角落，使利于人民健康的各项任务在城市得到落实。因此，很多发达城市进行了城市健康治理的行动。2003 年上海和苏州正式启动了健康城市建设项目，2007 年杭州也正式启动，同年，全国爱卫办在全国范围内正式启动了建设健康城市、区（镇）试点工作。2013 年党的十八届三中全会首次明确指出，推进国家治理体系和治理能力现代化是全面深化改革的总目标之一。③ 2014 年国务院《关于进一步加强新时期爱国卫生工作的意见》明确提出要鼓励和支持开展健康城市建设，强调通过城市健康治理促进人的健康与城市建设协调发展。此次会议为城市健康治理的开展打下了重要理论基础，因为城市健康治理本身是国家治理能力的重要组成部分。这一时期，中国健康城市治理进入了全面建设阶段。

3. 新时代高质量发展阶段（2015~2021 年）

我国新时代的"两步走"战略安排中，第一个阶段是指从 2020 年到 2035 年，在全面建成小康社会的基础上，再奋斗十五年，基本实现社会主义现代化。由于城市居民健康与新时代战略目标紧密相关，党的十八大以来，以习近平同志为核心的党中央把健康放在优先发展的战略位置，出台了一系列政策。2015 年，党的十八届五中全会做出了推进健康中国建设的重大决策。2016 年习近平总书记在全国卫生与

---

① 《2008 年我国卫生改革与发展情况》，中央人民政府网，http://www.gov.cn/gzdt/2009-02/17/content_1233236.htm。

② 姚力：《中国共产党对医疗保障制度的探索与经验》，《当代中国史研究》2011 年第 4 期。

③ 《中共中央关于全面深化改革若干重大问题的决定》，中央人民政府网，http://www.gov.cn/jrzg/2013-11/15/content_2528179.htm。

健康大会上强调要深入开展健康城市和健康乡镇建设，提倡大卫生、大健康的理念，将健康融入所有政策。① 自 2016 年中共中央、国务院印发的《"健康中国 2030"规划纲要》提出要"把健康城市和健康村镇建设作为推进健康中国建设的重要抓手"后，我国推行健康城市试点先行，形成可推广建设模式。2018 年 3 月，《全国健康城市评价指标体系（2018 版）》发布。2020 年 11 月国务院印发的《关于深入开展爱国卫生运动的意见》进一步提出要"全面开展健康城市建设"，意味着国家在城市健康探索中开辟新道路。

从 20 世纪 90 年代"健康城市"理念的引进发展到如今的"健康中国 2030"国家战略，我国经济从高速增长阶段逐渐转向高质量发展阶段，人民群众对健康的需求不断提高，因此，我国城市健康治理的治理主体意识到不能只把人当作统计学意义上的标准去预测健康服务配套和城市扩张的力度，更需要以城市居民的需求和发展来进行合理的设计。在这其中，我们党在这一方面有很深的探索：对于城市的健康治理而言，遵循新发展理念，需要将创新作为第一动力、协调作为内生特点、绿色作为普遍形态、开放作为必由之路、共享作为根本目的。因此，我国对健康城市的治理目标也由当初局限于对公共卫生和医疗服务层面的治理发展到如今对公众健康和社会经济等协调发展的关注，也更加追求高质量的健康，考虑居民社会需求、健康素质和生命质量等。城市健康治理内容以人的健康为中心，有机结合健康保障、健康服务、健康环境、健康生活和健康社会等多个方面；治理方式为坚持卫生健康全民覆盖、共建共享，并逐渐形成政府主导、市场参与、全民行动的共建共享健康发展氛围，这也是推动健康中国建设、促进实现可持续发展目标的必然要求。

四　启示

回顾国外的健康城市治理实践进程，我们发现城市健康治理的推进具有一定的内在规律性，其反映了不同发展阶段需要关注和解决的

---

① 《全国卫生与健康大会 19 日至 20 日在京召开》，中央人民政府网，http：//www. gov. cn/xinwen/2016—08/20/content_5101024. htm。

重点问题。城市健康治理的理念从"健康不平等"向"健康可持续"转变，治理内容由"公共卫生""健康促进和健康公共政策"到"将健康融入所有政策"，也更加关注经济社会与人的健康协调发展，通过对社会、环境、政策等方面的健康促进，以实现系统完善的城市健康治理格局，这对我国城市健康治理具有借鉴意义。最重要的是，从国际上对城市健康治理的主体和实践经验来看，建立以政府为主导的跨部门协调机制，充分调动社会各方面的力量，将城市健康治理的公共政策制定者、实践者、管理者整合到统一的框架体系内，鼓励多方主体协同参与治理，以更好地为城市健康治理服务，这也是城市健康治理的方向。

　　我国通过国外经验，形成健康城市试点项目等治理方式，在环境优化和初级保健服务方面取得了重大进展。所有这些努力都为全球城市减少健康风险和改善健康状况作出了贡献。然而，尽管取得了这些成就，但仍存在城市健康问题，包括但不限于过度依赖自上而下的管理办法，在城市健康治理中侧重于提供服务，以及缺乏部门间行动。同时，在城市健康治理中也存在诸多的挑战。首先，并不是所有人都享有城市健康的优势，中国独特的户籍制度，让户口决定了居民就业、住房、医疗、教育等其他服务的可获得性和公平性，从农村到城市工作生活的人更有可能在不安全和不卫生的条件下生活和工作。其次，中国的城市地区人口迅速老龄化、基础设施跟不上增长、道路不安全以及经济不平等。从气候变化到污染，环境问题比比皆是。我国也在努力改变，特大城市曾经是灾难性空气污染的代名词，虽然现在越来越多的人看到了蓝天，但进展需要更快、更可靠、更均匀地分配。最后，"倒三角"格局仍未改变，初级保健的提供需要根本性的调整，因为城市三级医院无论是资源汲取还是市场份额，都占据了很重要的地位，但城市居民普遍的基本医疗需求往往与大规模城市的高水平医疗卫生资源不匹配。① 这些问题在国际上的城市健康治理中也没有得到完全解决。

---

① 杜创、朱恒鹏：《中国城市医疗卫生体制的演变逻辑》，《中国社会科学》2016 年第 8 期。

鉴于到 2030 年我国的城镇化率预计将达到 71%①，城市健康挑战将继续出现并扩大。如果不采用合适的健康治理方法来解决这些问题，这些问题将成为实现改善数百万人的健康和发展的主要障碍。同样重要的是，仅靠卫生部门的传统零碎做法，是无法有效地解决我国城市健康面临的现代挑战的。但是，如果有良好的健康治理体系和治理能力，我国的城市完全有能力应对这些挑战，进而改善城市健康状况。国家下放的政治和经济权力使城市承担部分预算，这样，就可以更有效地解决城市之间和城市内部的异质性问题，利用地方优势满足地方需求，并将健康融入地方政府方案。"将健康融入所有政策"，是考虑所有决定对健康的影响，制定具有可衡量成果的改善健康的目标。因此，以人为本的城市健康治理有望在中国大有可为；然而，将这一愿景付诸实践需要更大的努力、政治意愿和更多的投资。

---

① Chen Q., Dietzenbacher E., Los B. "The Effects of Ageing and Urbanisation on China's Future Rural and Urban Populations," *Asian Popular Study*, 2017; 13: 172-97.

疫情防控与应急体系建设

健康中国研究（第一辑）

第 69~84 页

© SSAP，2022

新冠肺炎的全球流行病学特征和防控策略新思考[*]

陈心广[**]

摘　要　新冠肺炎是一个典型的全球健康问题，其影响是全球性的。从理论上讲，全球合作才能够实现有效的防控。而实际情况是，新冠肺炎大流行虽是全球性的，可是在防控方面却缺乏全球合作。正因为如此，各个国家对同一种疾病防控结果的差异，为研究对新发传染病的易感性和抵抗力以及防控策略措施提供了素材。本文通过对全球新冠病毒流行特点、防控措施和结果的分析思考，在社会结构、文化价值、个人行为和国家治理四个方面提出了对新发传染病的易感性和抵抗力等概念，并根据这些特点，讨论了新发传染病的紧急和长期防控的策略措施。

关键词　新冠肺炎　全球流行病学特征　全球流行病学防控

一　新冠肺炎的全球流行特点和挑战

新冠肺炎是一种由 2 型新冠病毒引起的，以呼吸道和肺部感染为

---

[*]　本文为研究阐释党的十五届五中全会精神国家社会科学基金重大项目"全面推进健康中国建设的战略方向与动力机制研究"（21ZDA104）阶段性成果。

[**]　陈心广，武汉大学讲座教授、美国佛罗里达大学公共卫生学院教授。

主要特征的急性传染病。① 与许多全球性大流行的瘟疫一样，新冠肺炎作为一种新发传染病，其发生、发展和转归与很多严重的自然灾害相似，比如地震、台风、蝗灾等。无论种族、性别、年龄、国家、地区，几乎都处在危险之中。由于其新，所有的人都没有抵抗力；也由于其新，我们对它知之甚少。因此，新发传染病传播的风险对所有人来说，只有程度的差异，而没有有无之分。从系统科学和数学的角度来说，新发传染病大流行属于混沌系统和非线性系统，无法通过欧式空间线型连续系统的方法来进行预测，因而到目前为止，还没有办法能够提前预警。② 当一种新发传染病来袭时，个人和全社会常常缺乏有针对性的精准防控措施。因此，很容易导致个人心理恐慌和社会秩序混乱，互相指责，无所适从。稍有不慎，不仅不利于疾病防控，反而加速传播，导致更严重的后果，包括大量感染和死亡、经济灾难、社会动荡，乃至国家危机。因此，新冠肺炎大流行，可以看作对全人类的一次严格而又公平的考验。病原体都是一样的，但因社会结构、文化价值、个人行为和国家治理的差异，导致新冠病毒的传播和防控表现出明显的国家和地区差异。而这种差异不能用种族的生物学差异和国家科学技术发展水平来解释。

新冠肺炎的全球大流行是灾难性的。统计数据显示，新冠肺炎对生命的影响，不亚于一次世界大战，它属于非传统意义上的大战。根据世界卫生组织的统计③，从 2019 年 12 月 8 日至 2020 年 12 月 7 日一年的时间里，全世界一共有 66731852 人确定新冠病毒感染，1533245 人死于新冠肺炎。到这篇文章完稿时为止，全球新冠肺炎大流行还没有明显减慢的趋势。需要指出的是，所有确诊感染者里，有 42.5% 的

---

① Velavan T. P., Meyer C. "The COVID-19 Epidemic," *Trop Med Int Health*, 2020 Mar, 25 (3): 278-280.

② Chen X., Yu B. "First Two Months of the 2019 Coronavirus Disease (COVID-19) Epidemic in China: Real-time Surveillance and Evaluation with a Second Derivative Model," *Global Health Research and Policy*, 5, 7 (2020). https://doi.org/10.1186/s41256-020-00137-4; Mangiarotti S., Peyre M., Huc M. A. chaotic model for the epidemic of Ebola virus disease in West Africa (2013-2016). Chaos. Interdiscip J Nonlin Sci. 2016, 26 (11): 113112.

③ World Health Organization (WHO). Coronavirus Disease (COVID-19) Pandemic. https://www.who.int/emergencies/diseases/novel-coronavirus-2019. Accessed on December 8, 2020.

在美洲国家，30.7%的在欧洲国家，二者合计达73.2%；其余的有16.7%的在东南亚国家（含印度），6.5%的在地中海沿岸国家，2.3%的在非洲国家，1.4%的在西太平洋国家（含中国）。在死于新冠肺炎的人中，有49.0%的在美洲，29.5%的在欧洲，二者之和达78.5%。其余的有11.0%的在东南亚国家，7.0%的在地中海沿岸国家，2.3%的在非洲国家，1.2%的在西太平洋国家。新冠肺炎的这些流行学特征为我们提供了素材，让我们能够从全球的角度，重新系统地认识新发传染病的特征，进而从社会结构、文化价值、群体行为和国家治理体系等方面，来探讨对新发传染病的易感性和抵抗力及有效的防控策略。

二　新冠肺炎的易感性和抵抗力思考

现有的数据资料表明，人类社会对新冠病毒的易感性和抵抗力可以从社会结构、文化价值、个人行为和治理体制四个方面进行考量。

（一）社会结构的易感性和抵抗力

从全球流行的数据和趋势最先也最容易看到的是，新冠肺炎的传播在很大程度上是由社会的硬件决定的。[①] 与传统以农业经济为主的社会形态相比，当今社会结构有四大主流趋势直接影响新冠肺炎的传播：一是工业化、集约化和大群体生产，二是快速城市化和人口高度集中，三是交通超级现代化，四是通信实时化。工业化彻底改变了农耕社会孤立的个体家庭经营模式，成千上万的人在一个单位工作，为病毒短期内在特定的大范围内传播创造了条件。成功的快速工业化，必然催生快速的城市化，让分散居住在广大农村和边远地区的人群向大城市集中，形成百万级和千万级人口的大都市。大都市的形成，使得人与人直接相互接触的机会按几何级数增加，让成百上千万的人同

---

① Ayscock L., Chen X. "Economic Development and the COVID-19 Pandemic：Associations of Total GDPs with Total COVID-19 Cases in 50 US States/Territories and 28 European Countries," *Global Health Journal* (invited manuscript, accepted)；Mo Q., Chen X., Yu B., Ma Z. (2020). "Levels of Economic Growth and Cross-province Spread of the COVID-19 in China," *International Journal of Epidemiology and Community Health*. Revised and under review.

时处于病毒感染的风险之中。而伴随工业化而来的交通运输高度现代化，几乎消除了远距离传播的所有障碍，让病毒能够在几十分钟和一两个小时之内，完成跨城乡、跨国家、跨地区的超距离传播，形成全国、全地区乃至全球流行。发达的通信技术和自媒体，在新发传染病流行早期，常常成为传播最快、影响面最大、不准确预警信息最多的来源。这种负面信息在新发传染病早期的危害很大，会导致不必要的社会恐慌，加速疾病的传播和流行。[①]

　　社会结构对新冠病毒的易感性在中国表现得最为明显。[②] 中国在短短几十年里，实现了 14 亿人口的工业化。伴随着成功的工业化，城市化和交通、通信现代化更是突飞猛进。大量农村人口加入城市，城市实际居住人口成倍增加；集约化大规模生产，让成千上万的人在一起工作、生活。人们几乎放弃了传统的步行和代步的自行车，取而代之的是汽车、火车、高铁、飞机和私家车等现代交通工具，这使得人们的出行几乎没有了时间和距离上的障碍。再加上现代通信技术的发达，让每个人所有出行的愿望都能够及时地实现。对中国的数据研究表明，当国家在 2020 年元月 20 日宣布在武汉讨论要通过封城来控制传播时，据估计有上百万的人通过各种现代的自媒体和现代通信手段互通信息，利用各种方便的交通工具，在不到 24 小时的时间里，从武汉分布到了全国各地广袤的城乡，把传染源"送到"了那里。[③] 而有针对性地采取封城措

---

① Li, H., Chen, X., Huang, H. "The Novel Coronavirus Outbreak: What Can be Learned from China in Public Reporting?" *Glob Health Res Policy* 5, 9 (2020). https://doi.org/10.1186/s41256-020-00140-9.

② Shen j., Duan H., Zhang B., Wang J., Ji J., Wang J., et al. "Prevention and Control of COVID-19 in Public Transportation: Experience from China," *Environmental Pollution*, part 2, 226 (2020): 115291. doi: 10.1016/j.envpol.2020.115291; Mo Q., Chen X., Yu B., Ma Z. (2020). "Levels of Economic Growth and Cross-province Spread of the COVID-19 in China," *International Journal of Epidemiology and Community Health*. Revised and under review.

③ Yu B., Chen X., Rich S., Mo Q., Yan H. (2021). "Dynamics of the COVID-19 Epidemic in Wuhan, Hubei and China: A Second Derivative Analysis of the Cumulative Daily Diagnosed Cases during the First 85 Days," *Global Health Journal*. Invited manuscript, accepted; Mo Q., Chen X., Yu B, Ma Z. (2020). "Levels of Economic Growth and Cross-province Spread of the COVID-19 in China," *International Journal of Epidemiology and Community Health*. Revised and under review.

施，就能够有效地遏制疫情传播。① 相反的，新冠病毒在欧美国家肆虐的一个重要原因，就是这些国家为了经济而不愿意切断现代交通。②

（二）文化价值的易感性和抵抗力

如果社会结构从硬件方面反映对新发传染病的易感性和抵抗力，那么文化价值则从软件方面体现对新发传染病的易感性和抵抗力。③ 文化价值的形成，是一个群体或个人根据社会实践和人类生存的需要，选择性地把一些内容（比如爱、害羞、助人等）赋予很高的价值，然后再通过各种社会、政治、经济、教育和文学艺术等手段，不断强化，形成一种常规的认识，并得到他人的普遍认可。比如中国的陆地文明，把国和家放在个人之上，因为这是从长期社会实践中悟出的道理。欧美的海洋文明，把个人置于集体之上，因为在以航海、商业甚至海盗为基础的经济方式中，个人的成功与否，与家和国的关系不大，主要看个人的能力和机遇。这也是为什么当时在欧洲一个国家可以把自己的国家交给另一个国家来托管，好让每个人都能全心全意地赚钱。人类的社会文化价值观念五花八门，各式各样。本文只选择讨论与新发传染病的易感性和抵抗力有关的三对文化价值观念：安全意识与风险意识、个人价值与集体价值、精神价值与生命价值。

追求平安的生活和规避生命风险，是所有文明的共同特征，因此安全价值和风险意识是普遍存在的两个文化价值观念。然而，长期平

---

① Chen X., Yu B. "First Two Months of the 2019 Coronavirus Disease（COVID-19）Epidemic in China：Real-time Surveillance and Evaluation with a Second Derivative Model," *Global Health Research and Policy*，5，7（2020）. https：//doi. org/10. 1186/s41256 - 020 - 00137-4.

② Ayscock L., Chen X. "Economic Development and the COVID-19 Pandemic：Associations of Total GDPs with Total COVID-19 Cases in 50 US States/Territories and 28 European Countries," *Global Health Journal*（invited manuscript，accepted）.

③ Morand S., Walther B. A. "Individualistic Vales are Related to an Increase in the Outbreak of Infectious Diseases and Zoonotic Diseases," *Scientific Reports*，8，3866（2018）. https：//doi. org/10. 1038/s41598-018-22014-4；Nowak B., Brzoska P., Piotrowski J., Sedikides C., Zemojtel-Piotrowska M., Jonason P. K. "Adaptive and Maladaptive Behavior during the COVID-19 Pandemic：the Role of Dark Triad Traits，Collective Narcissism，and Health Beliefs," *Personality and Individual Differences*. 167（2020），110232. Doi：https：//doi. org/10. 1016/j. paid. 2020. 110232.

安的生活，往往会让一个社会只知道追求平安、享乐，把"风险"意识放到一边。只要今天过得好，不管明天怎么样；不鼓励储蓄，只注重消费。即使有风险，买"保险"就搞定了。缺乏风险意识，是西方发达国家对新冠病毒的高度易感性的重要原因。① 相反的，那些中低收入的国家，规避多种威胁生存风险是他们的主要任务，新发传染病只不过是其中一个。正因为如此，这些国家对新发传染病表现出了一定的抵抗力。同理，一些从贫困中解脱出来不久的国家，还没有忘记规避风险的观念和意识。即使有钱了，也不忘记储蓄一点，吃穿用度，也提前准备一点。因此，一旦感知到风险，就不会惊慌失措，表现出对新发传染病的抵抗力。值得一提的是，新传染病大流行属于偶发事件，没有必要每时每刻都绷紧神经，但是要有牢固的忧患意识。

与忧患意识同等重要的是对个人价值和集体价值的追求。新发传染病的基本特征规定了，如果一个社会一味地甚至排他地崇尚个人价值，那么它对新发传染病几乎没有抵抗力。传染病的流行特点是群体性的，而新发传染病的传播对个体是没有选择性的。除了社会推崇，长期处于和平富裕的社会，会助长个人价值。每个人都觉得自己能力很强，想干什么就干什么，没有做不到，只有想不到。与个人价值相反的，是对集体价值的推崇。对集体价值的崇尚，构成了对重大紧急事件的文化防线。② 美国虽然崇尚个人价值，但美国南北战争北方制胜的关键因素之一，就是把运输和通信收归国有，统一指挥调度，这体现出了集体价值观的作用。奉行集体价值，有利于把人群组织起来，采取一致行动，形成一种看不见的社会屏障，降低易感性，提高抵抗力。另外，崇尚集体价值的文明，往往能够尊重权威和科学，保证集体行动不偏离正确方向。不过一味地强调集体价值而忽略个人价值也是不可取的。因为集体的主要目的之一，还是实现个人的价值，让每个人都安全、快乐、幸福和有价值。一个对传染病抵抗力高的国家文

① Nowak B., Brzoska P., Piotrowski J., Sedikides C., Zemojtel-Piotrowska M., Jonason P. K. "Adaptive and Maladaptive Behavior during the COVID-19 Pandemic: the Role of Dark Triad Traits, Collective Narcissism, and Health Beliefs," *Personality and Individual Differences*. 167 (2020), 110232. Doi: https://doi.org/10.1016/j.paid.2020.110232.

② Polko H. C., Xiang, W. "Commitment to Taking Collective Action Matters: Example from China's COVID-19 Battle and Her Other Combats," *Socio-Ecological Practice Research*, 2 (2020): 257-264. Doi: https://doi.org/10.1007/s42532-020-00056-1.

化，必须同时拥有个人价值和集体价值，要有居安思危的意识。

这次新冠肺炎大流行折射出的另外一对价值观念就是精神价值和生命价值。在一些欧美西方发达国家里，常常因为宗教和个人信仰，在新冠肺炎的防控过程中，表现出一些很奇葩的现象。比如，相信上帝的力量可以保护不受病毒感染。即使已经知道有感染新冠病毒的危险，还是坚持到教堂做礼拜，因为信仰比防病更重要。参加政治活动也不愿意采取任何措施，比如戴口罩和保持安全的人际距离，因为自由比生命更重要。① 这种现象，无疑加重了新冠病毒在发达国家的流行，亟须引起全社会、全人类的关注。当一种新发传染病危及千百万人的生命安全时，把追求精神价值仍然放在最高位置是错误的。生命的价值是基础，如果因为传染病生命都没有了，那么追求自由和信仰的意义何在？

（三）个人行为的易感性和抵抗力

个人行为是传染病大流行最脆弱的环节，也是最可能加以强化的免疫屏障。② 传染病大流行，没有大量人群与感染者在短时间里直接接触是不可能实现的。③ 因此，没有防护的群集活动就是传染病易感性的代名词。同样的，防控传染病往往也需要大群体采取防护措施，统一行动来形成强大的行为抵抗力。个人行为的驱动力，有两个基本来源，一是社会的文化价值观念，二是个人的心理行为特征。生活在崇尚个人价值的环境里，尽管有不少人尊重专家、相信权威，为他人和社会的利益采取预防行动，但是大多数人都不愿意或无法节制自己的行为，即使知道有感染新冠病毒的风险，也不放弃各种各样的聚会、上酒吧、过生日、参加婚礼、竞选拉票，不一而足。这样一来，把对新发传染病的行为抵抗力降到了最低点。从一定意义上讲，新冠病毒就是通过这种行为，从而实现了全球性大传播。因为人群和分子流行病学研究表明，新

① Nowak B., Brzoska P., Piotrowski J., Sedikides C., Zemojtel-Piotrowska M., Jonason P. K. "Adaptive and Maladaptive Behavior during the COVID‑19 Pandemic: the Role of Dark Triad Traits, Collective Narcissism, and Health Beliefs," *Personality and Individual Differences.* 167 (2020), 110232. Doi: https://doi.org/10.1016/j.paid.2020.110232.

② 陈心广编《行为医学》，上海科学技术出版社，1989，第138~147页。

③ Nelson K. E. & William C. M. (2014). *Infectious Disease Epidemiology: Theory and Practice* (3rd edition). Jones & Bartlett Learning.

冠病毒就是一种聚会病毒（party virus）。大多数感染者都没有症状，尤其是年轻的感染者，这增加了有效查出和隔离感染者的难度。单个个体一对一传播是比较容易管控的，但是当很多人形成超级传播网时，大范围、跨地区、跨国家和全球就无法避免了。

把个人的行为放在社会文化价值体系中来思考，更加容易理解新冠肺炎的全球流行。① 与精神层面的其他信仰和崇拜一样，对个人能力、个人价值的信仰和崇拜，也很容易达到无知的程度，以为自己比其他所有人都优越，病毒不会侵袭。不愿意采取任何预防措施，还反对别人这样做，认为是胆小怕死。有的人甚至为此而发动群众，通过游行示威来反对戴口罩、反对保持社交距离、反对打疫苗等有效的预防措施。甚至还有大学生组织聚会，邀请已经确定感染的人参加。如果谁感染成功，可以获得奖励。不相信科学，不尊重权威，连巫师也请来作为国家级新冠病毒防控的顾问。殊不知，我们十分重视的许多主客观因素对病毒来说，都是没有意义的，比如种族、性别、年龄、国籍、党派、经济收入、社会地位、宗教信仰、价值观念等。新发传染病就像战争和其他瘟疫一样，在它们面前这些都不堪一击。②

（四） 治理体制的易感性和抵抗力

新冠肺炎的全球流行病学特征提示，国家社会治理体制具有决定性作用。③ 从全球范围看，东亚、西欧、北美的国家代表了三种具有特色性的国家治理体制。第一个是以美国为首的北美国家，在强调个

---

① Polko H. C., Xiang, W. "Commitment to Taking Collective Action Matters: Example from China's COVID-19 Battle and Her Other Combats," *Socio-Ecological Practice Research*, 2 (2020): 257-264. Doi: https://doi.org/10.1007/s42532-020-00056-1.

② Morand S., Walther B. A. "Individualistic Vales are Related to an Increase in the Outbreak of Infectious Diseases and Zoonotic Diseases," *Scientific Reports*, 8, 3866 (2018). https://doi.org/10.1038/s41598-018-22014-4.

③ Ayscock L., Chen X. "Economic Development and the COVID-19 Pandemic: Associations of Total GDPs with Total COVID-19 Cases in 50 US States/Territories and 28 European Countries," *Global Health Journal* (invited manuscript, accepted); Mo Q., Chen X., Yu B., Ma Z. "Levels of Economic Growth and Cross-province Spread of the COVID-19 in China," *International Journal of Epidemiology and Community Health*. Revised and under review; Polko H. C., Xiang, W. "Commitment to Taking Collective Action Matters: Example from China's COVID-19 Battle and Her Other Combats," *Socio-Ecological Practice Research*, 2 (2020): 257-264. Doi: https://doi.org/10.1007/s42532-020-00056-1.

人价值的基础上，强调去中央化，把疾病基本防控的权力放到了各个州，而医疗预防措施主要通过市场化来完成。第二个是西欧国家，他们也突出个人价值，但是在疾病预防和健康防护方面采取了不同政策。疾病防控由国家统一主导，同时通过福利和市场两种机制进行疾病防控。第三个是以中国为首的东亚国家。与许多西欧国家类似，同时运用市场和福利机制，由国家统一主导。所不同的是东亚国家的治理体系，因为历史文化渊源，在注重个人价值的同时，更加强调集体价值和公共价值。

从全球大流行统计数据反映的特征明显看出，新冠肺炎感染和死亡最严重的是美洲国家，其次是欧洲和地中海沿岸国家，而最轻微的是东亚国家。① 在美洲国家中，美国的流行情况最严重，单日感染人数最高达 24 万，单日最高死亡达 3000 多。殊不知，近代最令全世界震惊的美国"911 事件"所导致的死亡也不到 3000 人。相对美国而言，新冠肺炎在欧洲的流行要轻微一些。欧洲国家总共有 5 亿多人而美国 3 亿多人，可是美国的新冠病毒感染和死亡都比欧洲高。如果说东亚和东南亚国家的数据可能会因为检测能力不够而低报了，我们没有理由怀疑欧洲的新冠病毒检测能力不及美国的。除了前面介绍的与社会硬件和软件有关的因素之外，社会治理能力的差异也不可忽视。一个具有国家主导的管理系统，即使是在主张个人价值的社会里，也能够积极动员社会力量，来减慢疾病传播速度。如果由国家主导和协调，再加上社会的广泛参与，就可以形成有效的免疫屏障，控制新发传染病于初期。这正是中国、新加坡等控制新冠肺炎疫情的成功经验。②

三　新冠肺炎的防控策略措施思考

从理论上思考如何结束新冠肺炎全球流行和今后其他新发传染病

---

① World Health Organization （WHO）. （2020）. Coronavirus Disease （COVID － 19） Pandemic. https：//www. who. int/emergencies/diseases/novel-coronavirus-2019. Accessed on December 8, 2020.

② Mo Q., Chen X., Yu B., Ma Z. （2020）. "Levels of Economic Growth and Cross-province Spread of the COVID-19 in China," *International Journal of Epidemiology and Community Health*. Revised and under review.

大流行防控策略的基本前提是，理解当代社会政治经济文化背景与新发传染病的抵抗力和易感性。任何新发传染病大流行的防控，可以从紧急防控措施和长远防控策略两个层面来思考。① 尽管新冠肺炎目前还处在流行阶段，已经发表的资料和世界各国的实际经验提供了一手资料，有助于我们思考快速有效终止新冠肺炎大流行的防控策略与措施。建立以事实为依据的短期防控策略与措施来终止新冠肺炎全球流行，必须加强影响新冠病毒传播的软硬件建设，强调从上到下的顶层设计、从下到上的广泛参与，以及二者的有机结合。从长远防控方面来讲，必须同时加强硬件和软件建设。

（一）紧急防控措施思考

新传染病发生就是一个灾难，而有效防控的核心就是一个字——快②，任何犹豫都是巨大的损失。任何时候采取行动都是及时的，因为没有所谓的最佳时机。最可怕的是不采取措施，延误"战机"。当一种新传染病出现时，任何等待都是不必要的和有害的。必须当机立断，及时采取行动。因为"新"，所以没有时间也没有现成科学依据和经验可以遵循来做决定；因为"新"，还没有做过，也就没有现成标准防控措施可以采用；因为新，也不能指望什么医疗高技术和万能药③，即使是疫苗，也得至少一年才可能看到希望。当然，我们必须清楚，尽管一个新传染病出现的时候我们对它知之甚少，并不表示我们在它面前完全无能为力。因为是传染病，它一定有传染病的基本特征。应对传染病，对我们来说，不具有新发性。要及时采取措施，围绕控制传染源、切断传播途径和保护易感人群三个方面着手，平行推进，形成早期防控策略。人们对病毒和传染特性的认识不断加深，相继修改完善防控策略。这就像打仗一样，既要有明确的行动计划，又

---

① Nelson K. E. & William C. M. (2014). *Infectious Disease Epidemiology：Theory and Practice* (3rd edition). Jones & Bartlett Learning.

② Nelson K. E. & William C. M. (2014). *Infectious Disease Epidemiology：Theory and Practice* (3rd edition). Jones & Bartlett Learning.

③ Chen X., Yu B. "First Two Months of the 2019 Coronavirus Disease (COVID-19) Epidemic in China：Real-time Surveillance and Evaluation with a Second Derivative Model," *Global Health Research and Policy*, 5, 7 (2020). https：//doi. org/10. 1186/s41256-020-00137-4.

要高度关注情况变化，根据最新的信息，随机应变，调整防控策略和措施。

　　紧急防控的关键环节就是要明确权益相关人员（stakeholders）。防控新发传染病大流行的权益相关人员包括国家和各级行政领导，医疗卫生事业部门（医院和疾病控制中心）、交通运输部门、急救部门、社区管理相关人员和广大群众，最后还有科研人员。[①] 行政部门负责决策指导协调控制，医院负责治理和疾病的研究工作，疾病防控中心负责疾病监测，制定指导和实施预防措施，与医院一起负责疾病统计汇总上报。社区负责人和志愿者在第一线守护行为屏障。交通运输部门负责物资运输。急救部门负责严重病人的运送和处理。上层的权益相关人员负责防控措施的顶层设计，发动安排协调各个部门，保证措施落实。保证基础权益相关人员的参与是实现顶层设计目标的关键，这就是我们非常熟悉的"人民战争"的思想。早期科研人员的任务就是提供准确的信息，开发领导层，通过领导来教育和动员全社会参与。与此同时，绝对不能忽略对医疗卫生服务人员的防控。

　　紧急防控的目标就是要尽快建立行动保护屏障[②]，通过个人和有组织的行为建构多层次的行为免疫网络。第一件事就是全力检查发现感染的人，并进行隔离治疗，控制传染源。第二件事就是采取行为措施，保护易感人群。所有的人首先要做到尽量不出门办事，必要时外出，必须保持足够的人际距离，出门必须戴口罩，回家必须洗手；杜绝各种群体聚会。第三件事就是切断传播途径。避免与病人接触，包括避免与可疑病人和与病人有过接触史的人接触。如果不小心接触了，通过电话报告给相关医疗卫生机构。严重的时候，应该果断地采取封城、封县、封省、封国等措施。由于对新发传染病的认知缺乏，早期使用现代的医疗和预防技术进行治疗是不可取的，但也不能什么都不

---

① Van Woezik, A. F., Braakman-Jansen, L. M., Kulyk, O. et al. "Tackling Wicked Problems in Infection Prevention and Control: a Guideline for Co-creation with Stakeholders," *Antimicrob Resist Infect Control* 5, 20（2016）. https://doi. org/10. 1186/s13756-016-0119-2; Chen X., Yu B. "First Two Months of the 2019 Coronavirus Disease（COVID-19）Epidemic in China: Real-time Surveillance and Evaluation with a Second Derivative Model," *Global Health Research and Policy*, 5, 7（2020）. https://doi. org/10. 1186/s41256-020-00137-4.

② 陈心广编《行为医学》，上海科学技术出版社，1989，第138~147页。

做，期望达到群体免疫。及时果断地采取已经成熟的、最简单易行的防控措施是成功的关键。中国的成功和英国、瑞典等的失败，从正反两个方面提供了典型的例子。

早期防控，需要及时准确恰当的信息沟通，这对新冠肺炎防控来说非常重要。[1] 发布什么样的信息？什么样的信息应该发布到什么样的群体？什么类别的信息应该由谁来负责发布？新发传染病防控就像战争一样，全社会对任何信息都具有敏感性；每个人都期望从某个地方得到可靠的信息。在当今的新媒体时代，通过强调所谓的"言论自由"来发布信息，会造成社会恐慌。人们可能会认为从事疫情防控检查的工作人员、志愿者、医生感染新冠病毒的数量较多；人们从火葬场路过，认为死于新冠肺炎的人不计其数；在养老院工作的人，认为老年人才是受害者；在儿童医院工作的，认为小孩才是受害者。只有通过科学的统计提炼，才能获得准确可靠的信息，引导人们采取理性的行动。而不准确、不恰当、不正确的信息，会加重人群的恐惧、害怕、紧张和焦虑心理。无论是否与新冠病毒有关，都涌向医院去检查；不管需不需要，都挤到超市去抢购口罩、消毒液和生活物资；不管信息准确与否，都互相沟通交流；如此等等，不一而足。这种盲目的行为，不仅无益于防控，反而加速了疾病传播，提高了死亡风险。这种现象在许多国家都出现过。[2]

从传染病流行病学和传播学的角度来讲，选择性发布公开信息十分重要。[3] 凡是与疾病的发病和死亡等相关的数据，都是十分严谨的，必须由专门的机构负责收集整理分析，通过权威渠道发表，向社会公众解惑。发表内容的选择，可以参考编写汽车和电视机说明书的方法，其目的不是让用户理解汽车和电视机的原理和制造方法，而是教人如

---

[1] Li, H., Chen, X. & Huang, H. "The Novel Coronavirus Outbreak: What Can be Learned from China in Public Reporting?" *Glob Health Res Policy* 5, 9 (2020). https://doi.org/10.1186/s41256-020-00140-9.

[2] Li, H., Chen, X. & Huang, H. "The Novel Coronavirus Outbreak: What Can be Learned from China in Public Reporting?" *Glob Health Res Policy* 5, 9 (2020). https://doi.org/10.1186/s41256-020-00140-9.

[3] Li, H., Chen, X. & Huang, H. "The Novel Coronavirus Outbreak: What Can be Learned from China in Public Reporting?" *Glob Health Res Policy* 5, 9 (2020). https://doi.org/10.1186/s41256-020-00140-9.

何使用。比如有关新冠肺炎的新发病例数，虽然每天都在发布，但是长期公开发布仅这一种数据，可能起不到预警作用，反而会加重人们的恐慌心理，加速疾病传播。但是从理论上讲，这类数据主要对国家监督决策、医院管理和科学研究有重要价值。如果公开发布，必须与其他相关信息一起发布。比如中国发病 1000 人跟美国发病 1000 人的意义是完全不同的，因为中国人口是美国的 4 倍多。发病率（每千人口中有多少人发病）就可以克服人口多少的偏差，能够准确反映传染病的流行风险，尤其是按照性别、年龄、职业等计算的发病率，对全社会都有价值，应该公开发布。更重要的是，发布新冠肺炎发病数据，最好同时与其他常见病的数据一起发布。比如，新冠肺炎在某个城市的发病率为 8/1000，而上年同期流感的发病率是 7/1000，将二者同时发布，有助于大众正确评判新冠肺炎疫情的严重性，避免恐慌。再比如，新冠肺炎死亡人数对医院管理和国家决策最重要，向社会大众发布时，可以考虑与其他疾病的死亡数据一同发布。

（二）长远防控策略思考

新发传染病的长期防控策略可以从硬件和软件建设方面考虑。硬件建设包括面向现代化的过程中如何规划建设城市规模、居住模式、交通运输标准等方面，软件建设包括文化价值观念的发展更新、国家政府治理体制的优化、新疫苗和新治疗方法的研究和开发，以及基于非线性和混沌系统理论的流行病学研究，来提高对新发传染病的预测。

在硬件设计规划上，提高现代化城市对传染病传播的"免疫力"。建议由现代化大都市向中小城市，乃至乡村别墅发展，在提高生活质量的同时，降低人口居住密度，减少非必要人与人之间的直接接触。在交通出行方面，开私家车去医院进行检查，也可以避免与感染者的接触，降低传播风险。对于现有的公共交通工具，可以增加传染病防控设备，制定传染病防控标准，降低传染病在乘客间的传播和远距离传播风险。

在软件建设方面，首先必须同时注重安全和危机意识的教育。虽然危机不常发生，但是不能忽略危机的潜伏性，随时做好准备，包括思想准备、资金储蓄和物质存储，应对新发传染病。除了普通大众，医疗卫生专业人员也要有危机意识，随时防范。只有做到居安思危，才能在危机到来之际得心应手，处于不败之地。其次，必须同时并重个人价值和集体价值的教育，尤其是集体价值的教育。客观地讲，培养集体价值比强调个人价值难度更大，很多人可能都无动于衷。只想着自己是比较容易的，不需要说教也知道，但是，要培养为别人着想的意识就很困难。因此，建立集体价值观是一件长期的事。当然，即使在西方社会里，也有不少人崇尚集体价值，比如大量的志愿者。从理论上讲，一个对新发传染病有抵抗力的社会，应该具备很强的个人价值，同时也具备充分的集体价值。通常情况下，个人价值有助于自我发展，但在灾难来临时，集体价值能够让大家团结起来，共克时艰。

在国家政府治理方面，应考虑把大型新发传染病的防控纳入国家安全机制，因为大型传染病的防控一旦失败，会危及国家安全。要建立健全由国家主导的防控机制，包括组织管理系统、通信联络系统、人员物资储备和调度等。平时对新发传染病防控警惕性也要提高，可以开展定期训练，保证在关键时候能够有效发挥作用。传染病防控也要注重开发领导层，不仅是高层领导，负责奋斗在一线的领导层也要加强新发传染病知识的学习，由外行变成内行。要同时注重国家领导和地方参与的积极性。要尊重科学，尊重知识，充分发挥权威专家的科学指导作用。要取得大众的充分信任，使防控措施能够落到实处。

在治疗和预防方面，研究医疗卫生方面的科研人员和医务工作者是发现新发传染病的哨兵，要永远保持高度戒备，发现异常情况后及时报告。新发传染病的治疗，早期主要靠经验。随着经验的积累和新药的出现，治疗水平不断提高。新发传染病的远期防控，关键步骤还是要靠有效的疫苗。但是疫苗的开发会耗费大量的人力、物力、财力。即使有了疫苗，大规模生产又要受经济条件和生产能力的限制。疫苗生产出来后，如何最优化实现储存、运输和分发也具有挑战性。因此从长远看，必须克服医学技术决定论的思想，充分发挥社会软硬力量作用，系统规划、因地制宜地来制定有效的治疗方案和预防措施。

在新发传染病的基础科学研究方面，必须引入非线性系统和混沌系统的思想和方法，加大研究力度。要用研究地震、火山和其他大型自然灾害的思想和方法来研究新发传染病问题。可以从已经发生过的传染病大流行入手，探讨新发传染病暴发和大流行的发生、发展和转归规律和机制，包括新冠肺炎和其他类似传染病的流行。通过研究，逐步建立起新发传染病的预警预报机制系统，帮助社会在应对新发传染病方面，争取更多时间和主导权。必须指出的是，非线性系统和混沌系统等基础理论目前也处于发展阶段，对大型传染病的预测预警还需要一定的时间。但我们本着人人共建共享的理念，这一天定会到来。

四 结语

新发传染病的防控，是一个最典型的全球健康问题。管控一个新发传染病，就像打一场无法避免但又很难预测的战争。要想打胜仗，必须有充分的准备，包括思想理论准备、物质基础、人员准备和组织管理准备等。只有平时做好了充分准备，当新发传染病出现时，才能够避免惊慌失措，有条不紊地组织力量，采取措施，针对关键环节开展防控。新发传染病防控最大的失误是犹豫不决。在疫情的任何阶段开展防控都会有效，包括早期防扩散、中期平高峰、晚期防余波、后期防复发等。虽然新冠肺炎疫情在一些国家，如中国和大多数西太平洋和东南亚国家，基本得到控制，但世界范围内还有很多国家处在流行的高峰。① 稍不小心，新冠肺炎疫情就可能从这里再传播到其他国家。

在社会政治领域里，敌人的敌人可能是朋友；但是在人与传染病之间，传染病却是人类的共同敌人，与国家、政治、经济、文化、思想、意识形态等没有关系。作为全球大流行的新冠肺炎疫情，对各国而言，不同的只是影响程度和防控效果有所差异。本文通过对全球新冠肺炎疫情流行特点和防控结果的分析，对如何防控新发传染病从理论上进行了一些探讨。文中的观点，多数是个人的见解和推论，目的

① World Health Organization (WHO). (2020). Coronavirus Disease (COVID-19) Pandemic. https://www.who.int/emergencies/diseases/novel-coronavirus-2019. Accessed on December 8, 2020.

之一是给有兴趣的人提供一个参考，起抛砖引玉的作用。同时也欢迎大家不吝赐教，提出批评建议，促进新发传染病防控的思想理论建设，最终目的是指导疫情严重的国家加快新冠肺炎疫情流行的管控，帮助疫情基本控制的国家避免再流行，推动全球对新发传染病防控措施和策略的科学研究、人才培训和学校教育。

健康中国研究(第一辑)

第 85~98 页

© SSAP,2022

完善与优化公共卫生事件应急管理体系:
行为科学的视角

张 宁[*]

摘 要 虽然人类的生命健康状况伴随着经济社会发展和医疗健康技术进步得到持续改善,但是突发传染性疾病仍然是人类所面临的重要公共健康威胁之一。2020年初突袭而至的新冠肺炎疫情进一步凸显了中国公共卫生应急管理体系所存在的短板:公共卫生部门的预防职能持续弱化,突发公共卫生事件的信息传播机制不够畅通,公共卫生部门的协调联动效率较差,公共卫生部门的人才培养体系不够健全。基于社会与行为科学在过去几十年的快速发展及其在改善公共健康领域的广泛应用,本文为应用行为科学来完善和优化突发公共卫生事件应急管理体系提供了一系列的建议:将行为科学应对策略纳入突发公共卫生事件管理的"工具箱";将行为科学应用于完善疾病预防控制体系,提高常态化疫情防控的应对准备度;将行为科学应用于完善和优化突发公共卫生事件防控救治体系;应用行为科学来提升疫情防控的社会资本和心理韧性;探索设立常态化的社会与行为科学团队,为提高突发公共卫生事件

---

* 张宁,浙江大学医学院公共卫生学院"百人计划"研究员和浙江大学医学院附属第二医院双聘教授。

应急管理效率提供持续的智治支持。

关键词 行为科学 突发公共卫生事件 应急管理体系
公共健康安全 行为公共健康

一 背景

伴随着经济社会的快速发展和医疗健康技术的持续改进，人类的
生命健康状况也持续得到改善。新中国成立以来，中国民众的生命健
康状况也得到了很大改善。然而，进入 21 世纪以来，全球已先后发生
急性呼吸系统综合症（SARS）、2009 甲型 H1N1 流感、中东呼吸系统
综合症（MERS）、埃博拉出血热（Ebola）等突发传染性疾病疫情，
对人类的公共健康安全带来重大威胁。2019 年，中国卫生健康委员会
发布的《健康中国行动（2019~2030 年）》将传染病和地方病防控行
动纳入十五项专项行动之一。世界卫生组织也于 2019 年初将突发传染
性疾病疫情列为 2019 年全球所面临的十大公共健康威胁之一。① 2020
年初发生的新冠肺炎疫情目前已经传播到全球 216 个国家和地区，已
导致 3.08 亿人感染和超过 550 万人因为感染而死亡，而且疫情仍然在
全球各地蔓延，尚未完全得到有效控制。频繁发生的突发传染性疾病
疫情成为人类公共健康安全所面临的一个持续性的威胁。在此背景下，
世界卫生组织于 2020 年初发布通告，将突发传染性疾病疫情的防控和
提高流行性疾病疫情的应对准备度列为 2020 年度全球所面临的十项最
紧急的公共健康挑战中的两项。② 虽然在新冠肺炎疫情发生之后，中
国各级政府部门通过采纳"联防联控"机制下的"群防群控"策略及
时控制了疫情在中国的大范围蔓延并协调各个相关部门实现安全有序
复工、复产、复学，但是由于疫情在全球其他地区的广泛传播以及全
球人口的频繁流动，中国仍然面临着常态化疫情防控和防止疫情反弹

---

① World Health Organization. (2019.01.16). Ten threats to global health in 2019. Retrieved
from https://www.who.int/emergencies/ten-threats-to-global-health-in-2019.

② World Health Organization. (2020.02.17). These are the ten biggest public health threats of
the decade. https://www.weforum.org/agenda/2020/02/who-healthcare-challenges-2020s-
climate-conflict-epidemics/.

的压力。因此，如何优化公共卫生应急管理体系，提升突发传染性疾病疫情的防控能力和应对准备度是全球公共卫生应急管理所面临的重要难题，也是中国构建和优化高效的突发公共卫生事件应急管理体系和完善"预防－主动"型的突发公共卫生事件应急响应体系的瓶颈所在。① 在中国进入常态化疫情防控过程中，有必要对国际、国内在突发传染性疾病疫情防控过程中的一些有效策略和应对方式进行反思、梳理和总结，形成规律化、制度化、习惯化的突发公共卫生事件应急管理指南，为后续应对类似的突发公共卫生事件提供指导和借鉴。

二 新冠肺炎疫情防控过程中暴露出来的中国公共卫生应急管理体系的短板

（一） 公共卫生应急管理体系的预防功能有待强化

早在 2001 年，时任中国预防医学科学院院长（中国疾病预防与控制中心首任主任）的李立明教授就提出要构建公共卫生应急反应体系，提高对突发公共卫生事件的准备度。② 然而，由于中国的医疗卫生系统长期形成的"以检查和治病为中心"的导向尚未得到扭转，自 2009 年启动的医疗卫生体制改革也进一步强化了"以治疗为中心"的医疗卫生服务体系，使公共卫生系统预防疾病发生和促进健康生活的公共健康职能进一步被弱化，中国的公共卫生应急管理体系尚不足以应对诸如新冠肺炎疫情这类突发传染性疾病疫情对民众的生命健康安全所带来的威胁。③ 自 2016

---

① 程锦泉：《我国疾病预防控制体系现代化建设的对策建议》，《中华预防医学杂志》2020 年第 5 期；丁蕾、蔡伟、丁健青等：《新型冠状病毒感染疫情下的思考》，《中国科学：生命科学》2020 年第 5 期；童文莹：《"预防－主动"型公共卫生应急模式的构建——基于 SARS 和 A/H1N1 应对的思考》，《电子科技大学学报》（社科版）2013 年第 1 期；赵路：《加强我国公共卫生管理的若干建议》，《中国科学院院刊》2020 年第 2 期；中共国家卫生健康委员会党组：《健全重大疫情防控体制机制 健全国家公共卫生应急管理体系》，《求是》2020 年第 6 期；中国预防医学会新型冠状病毒肺炎防控专家组：《关于疾病预防控制体系现代化建设的思考与建议》，《中华流行病学杂志》2020 年第 4 期。

② 李立明：《试论 21 世纪中国公共卫生走向》，《中华预防医学杂志》2001 年第 4 期。

③ 丁蕾、蔡伟、丁健青等：《新型冠状病毒感染疫情下的思考》，《中国科学：生命科学》2020 年第 5 期；中国预防医学会新型冠状病毒肺炎防控专家组：《关于疾病预防控制体系现代化建设的思考与建议》，《中华流行病学杂志》2020 年第 4 期。

年全国健康大会召开以来，党和国家领导人首次提出"健康中国"战略，要求将中国医疗卫生工作的重点从"以治病为中心"转变为"以人民健康为中心"，并在 2019 年陆续发布相关的文件，如《健康中国行动（2019~2030 年）》，指导推动"健康中国"战略的具体落实。在新冠肺炎疫情防控期间，习近平总书记也再次强调"预防是最经济最有效的健康策略"，要求进一步改革和完善中国的疾病预防控制体系。① 然而，如何进一步将《健康中国行动（2019~2030 年）》落到实处，构建"预防为主、防治结合"的疾病预防控制体系仍然是一个需要医疗健康领域的研究者和实践者共同回答和验证的难题。

（二）突发公共卫生事件的信息传播机制有待畅通

鉴于突发传染性疾病疫情具有传播速度快、感染范围广、防控难度大的特点，畅通的疫情信息传播机制有助于提高民众的知情权以及对政府部门的信任度和对疫情防控政策的支持度和配合度。突发公共卫生事件不仅对人民群众的身体健康和生命安全带来重大威胁，也会诱发不安全感和非理性行为并危及民众的心理健康状况。② 在新冠肺炎疫情期间就曾出现谣言迅速蔓延、民众抢购防护物资及隐瞒个人旅行史和接触史等非理性行为的现象，给疫情防控工作带来很大挑战。基于社会心理学关于说服与态度改变的相关研究，疫情相关信息的传播者、传播媒介、传播方式、信息接受者的个体特征及所处情境等因素③都会影响民众对疫情相关信息的信任度以及对疫情防控政策的支持度和配合度。在疫情发生之初因缺乏顺畅的信息传播与沟通机制导致疫情防控应对措施相对滞后，民众因为不知情而助长了各种相关谣言的广泛传播，给疫情防控带来很大难度。在优化突发公共卫生事件

---

① 习近平：《全面提高依法防控依法治理能力 健全国家公共卫生应急管理体系》，《求是》2020 年第 5 期。

② 时勘等：《SARS 危机中 17 城市民众的理性特征及心理行为预测模型》，《科学通报》2003 年第 13 期；谢晓非、谢冬梅、郑蕊、张利沙：《SARS 危机中公众理性特征初探》，《管理评论》2003 年第 4 期；谢晓非、郑蕊、谢冬梅、王惠：《SARS 中的心理恐慌现象分析》，《北京大学学报》（自然科学版）2005 年第 4 期；许明星等：《妥善应对现于新冠肺炎疫情中"心理台风眼效应"的建议》，《中国科学院院刊》2020 年第 3 期。

③ Hovland, C. I. & Weiss, W. (1951). "The Influence of Source Credibility on Communication Effectiveness," *Public Opinion Quarterly*, 15（4）：635-650.

应急管理体系的过程中，要进一步畅通信息传播机制，避免官僚主义、形式主义对突发公共卫生事件应急管理所带来的阻碍。

（三）公共卫生相关部门的协调联动机制有待完善

诸如严重呼吸系统综合症（SARS）、新冠肺炎疫情（COVID-19）这类突发公共卫生事件需要各级政府主管部门以及卫健、疾控、医疗、交通运输、物资保障等多个部门之间相互协调、密切配合才能有效应对。[1] 然而，在新冠肺炎疫情初期发生的医疗防护物资短缺和捐赠物资不能够及时有效地得到分配的现象，凸显了目前中国的公共卫生预防体系中不同层级、不同部门之间进行协调联动的诸多障碍。这些障碍降低了突发公共卫生事件发生初期的治理效率，也成为中国在突发公共卫生事件应急管理领域的短板之一。[2] 未来有必要探索疾病预防控制过程中"纵向到底"和"横向到边"的联防联控机制，破除疾病预防控制过程中阻碍部门合作的樊篱，增强各相关部门的协调、联动能力，切实提高疫情防控相关资源的及时调配度和精准匹配度。同时，也要进一步强化民众作为其健康第一责任人的理念，调动人民群众主动参与健康防护来控制和预防疾病的积极性和对传染性疾病疫情防控工作的支持度、配合度和参与度，让群防群控的疫情防控机制能够进一步抓细落实。

（四）公共卫生与预防医学领域的人才培养体系有待完善

虽然新中国成立以来，中国在临床医学、基础医学、公共卫生与预防医学等领域的医学高等教育体系不断完善，但是目前以治病为主要导向的临床医学和以预防为主的公共卫生与预防医学之间仍然存在着巨大的鸿沟，有待进一步在医学高等教学体系的改革过程中进行弥合[3]，一方面让临床医生具备公共卫生意识和技能，能够从全人群健

---

[1] 薛澜、钟开斌：《突发公共事件分类、分级与分期：应急体制的管理基础》，《中国行政管理》2005 年第 2 期。

[2] 中国预防医学会新型冠状病毒肺炎防控专家组：《关于疾病预防控制体系现代化建设的思考与建议》，《中华流行病学杂志》2020 年第 4 期；陶芳标：《弥合公共卫生与临床医学教育裂痕推动医防融合实践》，《中华预防医学杂志》2020 年第 3 期。

[3] 陶芳标：《弥合公共卫生与临床医学教育裂痕推动医防融合实践》，《中华预防医学杂志》2020 年第 3 期。

康的视角认识疾病的预防、发生、发展和康复过程；另一方面让公共卫生领域的专业人员熟悉基础的临床知识和技能，具有开展临床应急救治工作的能力，进一步加强医学教育和实践过程中的医防深度融合，共同保障人民群众的生命健康安全。同时，由于突发传染性疾病的预防控制涉及预防医学、健康传播、行为科学、心理健康等多个领域，需要进一步强化公共卫生和预防医学领域的跨学科人才培养。在世界顶尖的公共卫生学院，基本都设有社会与行为科学这样一个交叉学科系，将社会与行为科学领域的研究成果应用于疾病的预防与控制和健康促进的实践中去。早在 2001 年，李立明教授就倡导将行为科学等交叉学科内容纳入公共卫生人才的培养体系中去①，但是目前中国的公共卫生学院仍然鲜有设置独立的社会与行为科学系。中国的公共卫生系统中非常缺乏接受过社会与行为科学等交叉学科培养和沟通能力、领导力以及系统思维训练的公共卫生应急管理人才。② 未来有必要从大健康、全健康的视角进一步深化公共卫生与预防医学领域的人才培养体制改革，为完善中国的疾病预防控制体系和提升突发公共卫生事件应急管理能力提供人才储备。

三　行为科学在公共健康领域的应用趋势

作为一门交叉学科，以社会心理学、行为经济学、健康心理学、行为决策、行为医学等跨学科研究领域为代表的行为科学旨在通过实证研究深入了解影响个体和群体的行为，尤其是健康相关行为的心理、社会和情境因素及其内在机制，并在此基础上开发有效的干预策略以帮助人们更好地实现行为改变的目标。③ 要实现公共卫生预防疾病和促进健康的目的，需要民众能够积极采纳健康的生活方式，将健康行为融入自己的日常生活中去。因此，促进健康行为并引导民众积极参与健康生活方式成为改善全民健康和实现"健康中国行动"目标的重

---

① 李立明：《试论 21 世纪中国公共卫生走向》，《中华预防医学杂志》2001 年第 4 期。
② 王朝昕等：《我国公共卫生卓越人才培养的"痛点"思考与展望》，《中国科学院院刊》2020 年第 3 期。
③ Thaler, R. H., Sunstein, C. R. (2008). *Nudge: Improving Decisions about Health, Wealth, and Happiness*. New Haven, CT: Yale University Press.

要路径。随着对健康行为的影响因素及其内在机制相关研究的不断积累，以行为科学理论为导引开展多水平、多层次、跨情境的健康行为干预逐渐成为公共健康领域的研究者和实践者的一个共识。① 在过去的几十年中，伴随着对健康影响因素的深刻认识，行为科学在公共健康领域的应用也越来越广泛。为了将行为与社会科学研究更好地整合到美国疾控中心所开展和支持的一系列研究和应用项目中去，美国疾控中心于1995年专门成立了行为与社会科学工作组（Behavioral and Social Sciences Working Group），将行为科学领域的研究成果应用于健康传播、艾滋病预防、减少出生缺陷和意外伤害、传染性疾病防护和慢性病管理等领域。② 发展至今，这一工作组已经成为美国疾控中心主任办公室下属的首席科学家办公室的一个正式部门。美国国家健康研究院（National Institute of Health）也于1995年成立了行为与社会科学研究办公室，致力于促进与健康相关的行为与社会科学研究并扩大其影响力，协调国家健康研究院所赞助和开展的行为与社会科学研究并将其与研究院的其他研究项目进行整合，向所有可能的受益者宣传和推广与健康相关的社会与行为科学研究成果。在其发布的2017~2021年战略规划报告中，也将"应用社会与行为科学来帮助民众生活得更健康"作为其主题。③ 英国政府也高度重视社会与行为科学在公共健康领域的应用，直属于英国内阁的行为科学团队在2010年成立之

① Glass, T. A. & McAtee, M. J. (2006) "Behavioral Science at the Crossroads in Public Health: Extending Horizons, Envisioning the Future," *Social Science & Medicine*, 62, 1650 - 1671. https://doi.org/10.1016/j.socscimed.2005.08.044; Glanz, K. & Bishop, D. B. "The Role of Behavioral Science Theory in Development and Implementation of Public Health Interventions," *Annual Review of Public Health*, 2010, 31, 399 - 418. https://doi.org/10.1146/annurev.publhealth.012809.103604; Hallsworth, M. (2017) "Rethinking Public Health Using Behavioural Science," *Nature Human Behavior*, 1, 612. https://doi.org/10.1038/s41562 - 017 - 0188 - 0; Matjasko, J. L., Cawley, J. H., Baker-Goering, M. M. & Yokum, D. V. (2016). Applying Behavioral Economics to Public Health Policy: Illustrative Examples and Promising Directions. American Journal of Preventive Medicine, 50 (5, Supplement 1), S13–S19. https://doi.org/10.1016/j.amepre.2016.02.007.

② Holtzman, D., Neumann, M., Sumartojo, E. & Lansky, A. (2006). "Behavioral and Social Sciences and Public Health at CDC," *Morbidity and Mortality Weekly Report* (MMWR), 55 (Sup02): 14–16.

③ "Office of Behavioral and Social Sciences Research, National Institute of Health," https://obssr.od.nih.gov/ (Retrieved on Oct 02, 2020).

后也与国家健康服务中心合作开展了多项现场干预研究来改善公共健康，如降低医生开具的抗生素类药物的剂量，提高民众参与免费的健康体检和癌症筛查的比例，控制肺结核等传染性疾病的传播等，这些项目的开展促成了英国公共健康服务部行为科学团队的创立。① 英国应急管理部也成立了专门的行为科学团队来了解突发公共卫生事件或自然灾害对民众的影响以及民众在应对这类事件时的应急反应和行为规律，从而提高应对此类事件的准备度。以美国和英国为代表的发达国家引领了行为科学在公共健康领域的应用潮流，也体现了行为科学在改善公共健康和应对突发公共卫生事件领域的巨大潜力。

四　行为科学对完善和优化公共卫生应急管理体系的启示与建议

在突发传染性疾病疫情发生之后，由于短期内并无特别有效的治疗方案，也只有在大多数人都接种疫苗之后才能形成"免疫屏障"，动员广大民众及时参与健康防护行为（如出行时佩戴口罩、勤洗手、保持社交距离等）成为防控疫情大范围蔓延的关键。② 只有广大民众及时、合理地参与健康防护行为，才能阻断传染性疾病的人际传播，并使易感人群的生命健康得到最大程度的保护。基于对个体和群体行为的影响因素的深刻洞察，行为科学至少可以为突发传染性疾病疫情防控作出以下三个方面的贡献：一是通过设计有效的公共健康政策来促进健康防护行为的参与度并减少病毒的人际传播；二是基于对突发公共卫生事件期间民

① Cabinet Office & Behavioral Insights Team. (2010. 12. 31). Applying behavioral insights to health. Retrieved from https：//www. gov. uk/government/publications/applying-behavioural-insight-to-health-behavioural-insights-team-paper；Public Health England. (2018. 10. 01). Improving people's health：applying behavioral and social sciences. Retrieved from https：//www. gov. uk/government/publications/improving-peoples-health-applying-behavioural- and-social-sciences.

② Betsch，C. (2020). How behavioural science data helps mitigate the COVID−19 crisis. Nature Human Behavior，4，438. https：//doi. org/10. 1038/s41562−020−0866−1；West，R.，Michie，S.，Rubin，G. J. & Amlôt，R. (2020). Applying principles of behaviour change to reduce SARS−CoV−2 transmission. Nature human behaviour，4 (5)，451−459. https：//doi. org/10. 1038/s41562-020-0887-9；Zhang，N.，Wu，K. & Wang，W. (2020). Timely mental health services contribute to the containment of COVID−19 pandemic in China. Global Health Research and Policy，5 (40). https：//10. 1186/s41256-020-00168-x.

众的行为反应的动态把握指导精准防疫，降低疫情以及各项疫情防控政策对个人和社会所带来的冲击；三是培养更具适应性的行为反应模式并增强民众的心理韧性以便提高疫情应对的准备度和常态化疫情防控能力。因此，在疫情防控常态化时代反思与总结突发传染性疾病疫情防控的经验与教训，在完善和优化突发公共卫生事件应急管理体系过程中应进一步发挥行为科学对疫情防控和健康促进的助推作用。我们结合此次疫情中行为科学的一些应用就完善和优化中国突发公共卫生事件应急管理体系提出如下几点建议。

第一，在制定突发公共卫生事件应对预案时，将行为科学应对策略纳入突发公共卫生事件应急管理的"工具箱"。对于突发传染性疾病疫情来说，及时控制传染源、切断传播途径是遏制疫情广泛传播的关键，而及时参与健康防护行为对实现这一目标来说是至关重要的。然而，在行为改变过程中常常碰到的一个障碍就是意向—行为鸿沟①，即人们有意愿参与健康防护行为但是由于个体、情境等因素的制约，而不能将自己的行为意向转化为实际行动的现象。在传统的公共健康应急管理策略中，管理者通常通过健康宣教、经济奖惩和法律制裁等手段来强制推进疫情防控政策的落实，例如在疫情高峰时段很多地方政府部门通过给予现金奖励或罚款的方式来寻找新冠肺炎患者的密切接触者。除了突发公共卫生事件应急管理相关法律所赋予的奖惩措施之外，基于对个体和群体行为的影响因素的深刻洞察，行为科学有助于公共健康政策的设计者和管理者采用巧妙的助推手段来提高健康防护行为的参与度、支持度和配合度。例如，在疫情期间，来自挪威奥斯陆大学的研究者通过在医院入口放置醒目的标识并强调"勤洗手"这一社会规则显著提高了医院来访者的洗手率。② 此外，来自伦敦大学学院的流行病学与健康护理研究所行为科学与健康系的 West 和同事根据 Michie 等人提出的行为改变论③来设计相应的行为改变干预方案

① Sheeran, P. & Webb, T. L. (2016). The Intention-Behavior gap. *Social and Personality Psychology Compass*, 10 (9), 503-518. https：//doi. org/10. 1111/spc3. 12265.

② Mobekk, H. & Stokke, L. (2020). Nudges emphasizing social norms increased hospital visitors' hand sanitizer use. *Behavioral Science & Policy*. Retrieved from https：//behavioral policy. org/journal_issue/covid-19/.

③ Michie S., Atkins L., West R. (2014) *The Behaviour Change Wheel：A Guide to Designing Interventions*. London：Silverback Publishing.

为降低新冠病毒的传播提供了指导原则。① 来自爱尔兰经济与社会研究所的 Lunn 也与同事合作对行为科学领域关于洗手行为、脸部触碰、自我隔离、亲社会行为、危机沟通与应对的实证研究进行了快速回顾和总结，在此基础上提出了一些以行为科学为基础的健康防护行为促进策略，以帮助民众更好地应对新冠肺炎疫情在全球各地的持续传播。来自伦敦大学学院临床、教育与健康心理学系的 Michie 也与同事在新冠肺炎疫情高峰时段陆续撰文倡导将行为科学应用到疫情防控过程中去，以更好地应对此次新冠肺炎疫情对公共健康安全所带来的威胁。② 随着在中国开展的关于健康行为的社会与行为科学研究的不断积累，未来有必要将相关的循证研究纳入突发公共卫生事件应急管理的"工具箱"，为优化突发公共卫生事件应急管理策略提供持续的智力支持。

第二，应将行为科学应用于完善疾病预防控制体系，提高常态化疫情防控的应对准备度。以行为科学为基础的循证公共健康研究可以为优化公共健康政策设计，减少疫情防控政策对个人和社会所带来的冲击提供参考。在新冠肺炎疫情发生以后，各个国家除了面临防控疫情大范围传播的公共健康挑战外，也需要面对由采取保持社交距离、自我隔离、旅行限制等疫情防控政策对个体的正常工作与生活和社会经济发展所带来的影响。如何在有序推进疫情防控工作的同时尽可能减少疫情对民众的正常生活和社会经济稳定发展所带来的负面影响及其涟漪效应也是一个棘手的突发公共卫生事件应急管理难题。③ 为了应对新冠肺炎疫情所带来的持续冲击，来自纽约大学心理学系的 Van Bavel 与同事一起对社会与行为科学领域关于健康防护行为的社会与文

---

① Michie S., Rubin G. J., Amlôt R. (2020). Behavioural science must be at the heart of the public health response to covid - 19. *BMJ Opinion*. February 28th, 2020; West, R., Michie, S., Rubin, G. J. & Amlôt, R. (2020). Applying principles of behaviour change to reduce SARS-CoV-2 transmission. *Nature human behaviour*, 4 (5), 451-459. https：//doi. org/10. 1038/s41562-020-0887-9.

② Michie S., West R. & Amlôt R. (2020). Behavioural strategies for reducing COVID-19 transmission in the general population. *BMJ Opinion*, March 3rd, 2020; Michie S., West R., Amlôt R. & Rubin G. J. (2020). Slowing down COVID-19 outbreak—changing behavior by understanding it. *BMJ Opinion*, March 11th, 2020.

③ Betsch, C. (2020). "How behavioural science data helps mitigate the COVID-19 crisis," *Nature Human Behavior*, 4, 438. https：//doi. org/10. 1038/s41562-020-0866-1.

化影响因素，如何应对持续变化的疫情防控形势、科学传播、道德决策、领导力、减少偏见与歧视、应激与应对等方面的研究进行了回顾和总结，以支持公共健康政策制定者和实践者更好地应用社会与行为科学的研究成果更有效地应对疫情。他们也号召社会与行为科学领域的研究者在疫情发生之后及时开展关于新冠肺炎疫情应对的相关研究来为后续的疫情防控工作提供持续的政策支持。来自德国埃尔福特大学循证经济与行为科学研究中心的 Betsch 主持启动了德国新冠肺炎疫情快速监控项目，持续监测疫情发生发展过程中民众的风险感知、防疫知识、行为反应和对政府部门的信任度等信息，为政府部门和相关的健康组织及时了解民众的心理状况、纠正谣言、促进健康行为改变和执行充分的疫情应对策略提供参考。这一策略也得到世界卫生组织欧洲地区办公室的认可并在各成员国得到推广应用。疫情发生之后，中国社会与行为科学领域的研究者也积极发声，为积极有效应对疫情提供有针对性的政策建议。① 在中国的新冠肺炎疫情高峰期，政府部门与企业组织通力合作开发了便于进行精准疫情防控的以红、黄、绿三种不同颜色标识不同健康风险等级的"健康码"，大幅度提高了民众对疫情防控政策的配合度、支持度和参与度，在使疫情传播的风险得到有效管控的同时保障民众的合理出行需要并助推有序复工、复产、复学，让社会经济秩序发展得到稳定恢复。这一创新毫无疑问是突发公共卫生事件应急管理过程中的一大创举，也为后续将科技手段与助推策略相结合持续优化突发公共卫生事件应急管理体系提供了参考和借鉴。

第三，将行为科学应用于完善和优化突发公共卫生事件防控救治体系。由于此次新冠肺炎疫情突如其来并迅速发展，加上各种疫情相关的谣言借助社交媒体快速传播和医疗防护物资的匮乏，疫情不仅在民众中诱发了强烈的恐慌情绪，导致人群聚集和非理性的应对行为，也让疫情初期的医疗救治工作一度陷入混乱，让很多医疗健康工作者自己暴露于风险之中。例如，因为防护不到位，疫情初期仅湖北就有超过 3000 名医护工作者感染。根据世界卫生组织的报告，仅仅是截至

① 赵路：《加强我国公共卫生管理的若干建议》，《中国科学院院刊》2020 年第 2 期；李维安、张耀伟、孟乾坤：《突发疫情下应急治理的紧迫问题及其对策建议》，《中国科学院院刊》2020 年第 2 期；许明星等：《妥善应对现于新冠肺炎疫情中"心理台风眼效应"的建议》，《中国科学院院刊》2020 年第 3 期。

2020 年 4 月 8 日，全球就有超过 22000 名医护工作者因为防护措施不足而感染新冠肺炎。① 如果能够基于行为科学关于信息传播及其影响的心理机制来制定疫情相关的信息发布法规和指南，将有助于减少或抑制相关谣言对民众的负面心理影响。同时，如果医院基于传染性疾病防护要求，制定突发公共卫生事件的应对清单，并将最严格的防护策略设置为默认选项，将有助于降低医护工作者在新冠肺炎疫情这类突发公共卫生事件发生之后所面临的不确定性，帮助他们更好地保护自己和他人的健康。② 将行为科学关于危机决策的指导原则用于优化疫情防控的决策指挥系统也将有助于提升突发公共卫生事件防控救治体系的效率。

第四，积极开展以行为科学为基础的干预策略来培养更具适应性的突发公共卫生事件应对策略，提高应对突发传染性疾病疫情的社会资本和心理韧性。无论是疫情发生阶段的群防群控策略，还是常态化疫情防控状态下的精准防控，都需要民众采纳更具适应性的应对策略。这一方面民众能够理性应对突发传染性疾病疫情所带来的健康风险，及时参与公共健康部门推荐的健康防护行为；另一方面也需要降低疫情对民众的心理健康所带来的冲击，使其保持乐观向上、理性平和的应对心态。由于这次疫情感染范围广，防控难度大，持续时间也很长，对民众的心理健康状态造成了不同程度的冲击③，迫切需要通过简单、可行、有效的干预策略来培养民众的心理韧性，增强他们应对这类突发性公共卫生事件的准备度④。

---

① World Health Organization. （2020. 04. 11）. Coronavirus disease 2019 （COVID‑19） situation report‑82. https：//www. who. int/docs/default-source/coronaviruse/situation-reports/20200411‑sitrep‑82‑covid‑19. pdf？sfvrsn=74a5d15_2.

② 张宁、张书维：《重大突发公共卫生事件下的应急管理策略：行为科学的视角》，《社会与经济体制比较》2020 年第 5 期。

③ 王俊秀等：《疫情下社会心态 18 天的演变》，中国社会科学院社会学研究所，2020. 02. 18. http：//sociology. cssn. cn/shxsw/swx_kycg/swx_yjbg/202002/t20200218_5090128. html。

④ Xiang, Y. T., Yang, Y., Li, W., Zhang, L., Zhang, Q., Cheung, T. & Ng, C. H. （2020）. Timely mental health care for the 2019 novel coronavirus outbreak is urgently needed. The Lancet. Psychiatry, 7 （3）, 228 – 229. https：//doi. org/10. 1016/S2215 – 0366 （20）30046‑8；Zhang, N., Wu, K. & Wang, W. （2020）. Timely mental health services contribute to the containment of COVID‑19 pandemic in China. Global Health Research and Policy, 5 （40）. https：//10. 1186/s41256‑020‑00168‑x；Zhang, N. （2020）. "Behavioral Insights for Containing the COVID‑19 Pandemic：Some Practices in China," *Behavioral Science & Policy*, 6 （2）, 163‑169.

来自哈佛大学的研究者 Wang 与同事通过合作开展一项包含来自 55 个国家的超过 25000 名参与者的在线干预研究，他们发现通过引导民众采取更具适应性的情绪管理策略，可以显著提升民众的积极情绪水平，并降低他们的消极情绪水平。基于积极情绪的扩展与建构理论①，积极情绪的提升有助于发散思维、扩展视野、改善人际关系、增强个体的健康防护行为参与度并促进健康的生活方式，帮助个体获得更多的生理和心理资源，并最终改善自己的身心健康状况，而身心健康状态的改善又会带来更多的积极情绪体验，从而形成一个正向上升的螺旋结构。因此，未来有必要将基于行为科学的干预策略用于帮助民众采纳更具适应性的应对策略及提升组织、社区和整个国家应对突发公共卫生事件的准备度和韧性。

　　第五，在疾病预防与控制中心、卫生健康委员会等公共健康服务部门建立社会与行为科学团队。鉴于社会与行为科学在疫情防控以及健康促进领域的重要作用，各级疾病预防控制中心和卫生健康委员会等公共健康服务部门可以尝试建立社会与行为科学团队，用以指导将社会与行为科学领域的研究成果整合到疫情防控政策制定、突发公共卫生事件应急管理、疾病预防与健康促进干预的过程中去。各公共健康部门可以根据项目需求、人才储备和资源支持采用集中式（设计专门的社会与行为科学办公室）、分布式（根据团队或项目的需要融入社会与行为科学的内容）或混合式（将集中式与分布式相结合）的模式来将社会与行为科学整合到公共健康实践过程中去。1999 年，美国纽约市政府的健康部率先在这方面进行了尝试，市政府为此专门成立了一个社会与行为科学整合工作小组来推动这一工作。② 2001 年 1 月，纽约市健康部联合纽约市医学科学院、哥伦比亚大学和纽约大学、哈佛大学、美国疾控中心等机构召开了 "社会与行为科学在公共健康实践中的应用" 的研讨会，来传递将社会与行为科学融入公共健康实践的理念。同年 3 月，纽约市健康

---

①　Fredrickson B. L. (2004). The broaden-and-build theory of positive emotions. Philosophical transactions of the Royal Society of London. Series B, Biological sciences, 359 (1449), 1367-1378. https：//doi. org/10. 1098/rstb. 2004. 1512.

②　Cohen, N. L. & Perl, S. (2003). "Integrating Behavioral and Social Science into a Public Health Agency：a Case Study of New York City," *Journal of Urban Health*：*Bulletin of the New York Academy of Medicine*, 80 (4), 608 - 615. https：//doi. org/10. 1093/jurban/jtg067.

部成立了专门的社会与行为科学办公室来持续推进这项工作，也为其他想要将社会与行为科学整合进公共健康实践的政府机构和公共健康服务部门树立了榜样。在完善和优化突发公共卫生事件应急管理体系和疾病预防控制体系的过程中，中国也可以设立类似的社会与行为科学团队来为改进公共健康实践提供持续的智治支持。

2020 年初，突如其来的新冠肺炎疫情再次凸显了突发传染性疾病疫情对人类生命健康的持续威胁，也凸显了进一步完善和优化突发公共卫生事件应急管理体系的必要性和重要性。鉴于触发并保持健康行为改变对于传染性疾病疫情防控的重要性，深谙个体和群体行为的影响因素及其内在机制的社会与行为科学可以为完善突发公共卫生事件应急管理体系和提高突发公共卫生事件治理效率提供有针对性的建议和对策。本文回顾了疫情防控期间所暴露出的中国公共卫生应急管理体系的短板，简要梳理了行为科学在疾病预防控制与健康促进等领域的应用，并就进一步完善和优化突发公共卫生事件应急管理体系提供了相应的建议和对策。随着行为科学在公共管理与公共政策等领域的应用的快速发展，相关领域的研究与实践动态也得到了越来越多的中国学者的关注[1]，希望此文中的观点能够激发公共健康领域的研究者、实践者和管理者进一步探索将行为科学应用于完善中国的突发公共卫生事件应急管理体系和疾病预防控制体系，为进一步改善公众健康，落实"健康中国行动"作出新的贡献。

---

① 何贵兵、李纾、梁竹苑：《以小拨大：行为决策助推社会发展》，《心理学报》2018 年第 8 期；吕孝礼、高娜、朱宪：《行为洞见与公共管理实践：国际进展与启示》，《中国行政管理》2020 年第 8 期；张书维、梁歆佚、岳经纶：《行为社会政策："助推"公共福利的实践与探索》，《心理科学进展》2019 年第 3 期；朱德米、李兵华：《行为科学与公共政策：对政策有效性的追求》，《中国行政管理》2018 年第 8 期；Zhang, N. (2020). "Behavioral Insights for Containing the COVID-19 Pandemic: Some Practices in China," *Behavioral Science & Policy*, 6 (2), 163-169。

健康中国研究（第一辑）

第 99~111 页

© SSAP，2022

基于 PEST 视角的中国公共卫生应急管理分析：以新冠肺炎疫情防控为例

琚号杰　孙　强　孙晓杰[*]

摘　要　2020 年初新冠肺炎疫情的突袭而至将中国的公共卫生应急管理推向了风口浪尖。本文采用 PEST 分析方法从政治（Politics）、经济（Economy）、社会（Society）、技术（Technology）四方面环境对中国公共卫生应急管理的因素进行分析，为进一步完善中国公共卫生应急管理机制提出以下建议：进一步加强服务型、责任型、担当型政府建设；切实推进疾病预防控制体系改革；进一步修订、完善公共卫生应急法律法规；合理划分事权、财权责任；完善公共卫生应急经费保障模式；转变政府公共卫生应急管理理念；提高医务人员、普通民众的公共卫生应急意识；坚持多主体对外发声，正确引导社会舆论；加强信息安全监管，推进信息标准化建设；不断提高症状主动监测效果；不断提高疾病防控科技创新和成果转化能力。

关键词　PEST　公共卫生　应急管理

---

* 琚号杰，山东大学齐鲁医学院公共卫生学院卫生管理与政策研究中心（国家卫生健康委员会卫生经济与政策研究重点实验室）研究生；孙强，山东大学齐鲁医学院公共卫生学院常务副院长、卫生管理与政策研究中心主任；通讯作者：孙晓杰，山东大学齐鲁医学院公共卫生学院卫生管理与政策研究中心教授。

一　前言

2020 年初新冠肺炎疫情的突袭而至将中国的公共卫生应急管理推向了风口浪尖。SARS 危机以来，虽然中国在卫生应急管理方面取得了长足进展，但仍存在政府重处置轻预防、应急经费保障模式不完善乃至缺位等问题。① 针对本次疫情，习近平总书记强调要完善重大疫情防控体制机制，健全国家公共卫生应急管理体系。因此，进一步完善我国公共卫生应急管理工作刻不容缓。本文采用 PEST 分析方法，从政治、经济、社会、技术四方面环境对影响中国公共卫生应急管理的因素进行分析，并提出相关建议以供参考。

二　资料来源与分析方法

（一）资料来源

以国家卫生健康委官方网站为主要来源，搜集与公共卫生应急管理相关的政策法规。以中国知网、万方为主要数据库，搜集与公共卫生应急管理相关的文献，再结合《健康报》、《人民日报》、财新网、中国经济网等对新冠肺炎疫情的相关报道，进行归纳和总结。

（二）分析方法

PEST［政治（Politics）、经济（Economy）、社会（Society）、技术（Technology）］分析是由美国学者 Johnson G. 和 Scholes K. 于 1999 年提出的进行战略外部环境分析的工具，在商业、能源、教育、卫生等领域均有所应用。其可以从宏观角度全面剖析外部环境，分析结果具有较强的客观性。② 本文采用此方法，从上述四方面环境入手对中国的公共卫生应急管理进行分析。

---

① 孙梅、吴丹、施建华：《我国突发公共卫生事件应急处置政策变迁：2003～2013 年》，《中国卫生政策研究》2014 年第 7 期；靳彬、骆达、詹引等：《医疗机构卫生应急体系建设现状研究》，《中国卫生事业管理》2019 年第 1 期。

② 苏婕、丁玮、官亚宜等：《PEST 分析在卫生领域中的应用进展》，《中国公共卫生管理》2018 年第 5 期。

三 分析结果

（一） 政治环境

1. 政治制度

我国是中国共产党领导的人民当家做主的社会主义国家，人民的利益高于一切。国家、省（自治区、直辖市）、市、县、乡（镇）五级政府之间是明确的上下级隶属关系。集中力量办大事是我国政治制度的固有优势。在本次新冠肺炎疫情防控中，我国始终将人民群众生命安全和身体健康放在首位。在疫情突袭而至的初期，虽然武汉市及湖北省的个别部门在思想上没有引起重视，出现了慢作为、应对不当等问题，致使湖北逐步沦为重灾区。但是，党和国家及时应对，立即做出了对口支援湖北省的战略部署，防疫物资优先支持抗疫前线；在党委领导、举国体制的有力支持下，我国疫情防控形势持续稳中向好。虽然目前部分地区仍偶尔存在零星散发病例，但总体疫情形势可控。

2. 公共卫生应急管理决策机制

我国实行"政府主导、属地统筹、行业司职、社会参与"的公共卫生应急管理模式。① 各级疾控机构是同级卫生行政部门领导下的技术部门，其以科学的视角为政府的公共卫生应急决策提供支持，并无实质决策权；最终决策由政府在政治、经济、社会、科学等视角的综合考量下做出②，这样就可能导致专业判断与政治考量之间的冲突。本次疫情防控的决策过程可以看作以武汉市政府、卫健委等为主体的价值群体与以疾控中心、武汉当地一线医疗工作者、国家卫健委专家组等为代表的科学群体的两大群体互动和协商的过程。价值群体多是从公共利益价值角度出发对疫情防控进行直接决策和部署；科学群体

---

① 韩静、王芮、师伟等：《北京市朝阳区 2006～2008 年突发公共卫生事件信息来源分析》，《现代预防医学》2010 年第 17 期。

② 楚安娜、许迎喜、吕全军：《我国公共卫生危机管理应对机制研究》，《中国卫生政策研究》2014 年第 7 期；陈志宏、车峰、杨亚伟：《卫生应急管理中的动态理性决策适用性研究》，《中国卫生事业管理》2010 年第 9 期。

则依据自身的专业知识进行判断，并享有参与决策与提供建议的权利。[①] 从本次疫情发生之初，当地价值群体过于强调经济社会稳定而未对不明原因传染性疾病给予足够重视，到最后意识到最大的价值问题已不是经济社会稳定而是疫情防控；这个过程充分体现了政府决策中的价值权衡变迁。

3. 相关政策文件

2006 年，《卫生部关于加强领导、完善机制全面推进卫生应急工作的通知》出台，提及面对突发公共卫生事件时坚持部门会商，建立健全多部门联防联控机制。该机制作为一种事后工作机制，在甲型H1N1、MERS 等传染病防控中发挥了重要作用。此次新冠肺炎疫情突袭而至后，作为应对本次疫情临时性的多部门协调机制工作平台，国家层面的联防联控机制再度启动。2006 年，《国务院关于全面加强应急管理工作的意见》出台，对加强公共卫生应急管理做出了宏观指导。2016 和 2017 年，原国家卫计委相继印发《关于加强卫生应急工作规范化建设的指导意见》《突发事件卫生应急预案管理办法》，为推动公共卫生应急工作科学、规范开展提供了纲领性文件。2020 年 7 月23 日，国务院办公厅印发《深化医药卫生体制改革 2020 年下半年重点工作任务》，针对本次疫情防控中暴露出来的公共卫生体系短板，指出改革完善疾病预防控制体系、完善传染病监测预警系统、健全公共卫生应急物资保障体系等一系列加强公共卫生体系建设的要求。作为本次疫情的重灾区，针对本次疫情暴露出来的公共卫生和疾病防控体系建设与经济发展不相适应等问题，湖北省委省政府在 2021 年 6 月出台了《关于推进疾病预防控制体系改革和公共卫生体系建设的意见》，并要求出台《关于改革完善疾病预防控制体系的实施意见》等一系列配套文件。

4. 相关法律法规

我国于 2003 年、2006 年、2007 年分别出台了《突发公共卫生事件应急条例》、《国家突发公共卫生事件应急预案》和《中华人民共和国突发事件应对法》，为公共卫生应急工作的依法开展提供了有力依

---

① 刘鹏：《科学与价值：新冠肺炎疫情背景下的风险决策机制及其优化》，《治理研究》2020 年第 2 期。

据。另外，在 2013 年对《中华人民共和国传染病防治法》进行了修订。虽然我国已出台了较多公共卫生领域相关的法律、行政法规，在国家宏观层面的公共卫生应急法律法规趋向完善，但仍缺乏更具针对性和实践指导意义的具体法规，且法与法之间缺乏衔接和系统均衡性。① 在本次疫情初期，根据《中华人民共和国传染病防治法》第 19 条的规定，虽然武汉市政府并不是疫情信息发布的合法主体，但这并不意味着其不能披露任何信息。根据《中华人民共和国突发事件应对法》第 43 条的规定，武汉市政府还是有权发布相应级别的警报并宣布有关地区进入预警期的；但现实情况并非如此，导致错失疫情防控的最佳窗口期。

（二）经济环境

1. 经济体制

在本次新冠肺炎疫情背景下，我国已基本建立全民医保，基本医保、大病保险、医疗救助等多层次的医疗保障体系，在解决由救治新冠肺炎确诊患者、疑似患者而产生的治疗费用问题上发挥了主体制度保障作用，在很大程度上减轻了政府财政兜底负担。另外，新冠病毒是一种传染病，具有较强的负外部性。在疫情初期，国家医保局、财政部迅速出台"两个确保"政策，即确保患者不因费用问题影响就医，确保收治医院不因支付政策影响救治，这正是以人为本原则的充分体现。

2. 公共卫生应急经费预算

我国在实行分级财政体制的国情下，各级政府虽也有相应的公共卫生应急经费预算，但较少，② 在面对突发公共卫生事件时，各级政府之间事权、财权责任不对称③。从图 1 可以看出，2016~2020 年，国家卫健委突发公共卫生事件应急处理经费预算在公共卫生经费预算中的占比呈逐年下降趋势，这可能与近几年来每年该项经费预算均有

---

① 孙点剑一、李立明：《浅谈公共卫生与疾病预防控制体系建设》，《中国科学院院刊》2020 年第 9 期。
② 阳昊、孙研、卢一郡等：《广西地级市医疗机构紧急医学救援能力现状调查》，《中国卫生事业管理》2016 年第 3 期。
③ 冯俏彬：《我国应急财政资金管理的现状与改进对策》，《财政研究》2009 年第 6 期。

结余有关。可以看出，政府近五年来对突发公共卫生事件应急处理的财政投入力度在减弱，对其他专业公共卫生机构的财政投入力度在加大。尤其是在2020年，其他专业公共卫生机构预算在公共卫生经费预算中的占比达18.42%，为2016年同一占比的两倍多。原因可能是，政府针对新冠肺炎疫情中暴露出来的公共卫生体系中的其他问题如应急物资的战略储备不足等，加大了对其他专业公共卫生机构的财政投入。另外，《中华人民共和国预算法》第40条规定，各级政府一般公共预算应当按照本级一般公共预算支出额的1%~3%设置预备费，用于当年预算执行中的自然灾害等突发事件处理增加的支出及其他难以预见的开支。例如，在本次疫情防控中，安徽省财政厅就紧急下拨了1亿元省长预备费用于疫情防控。

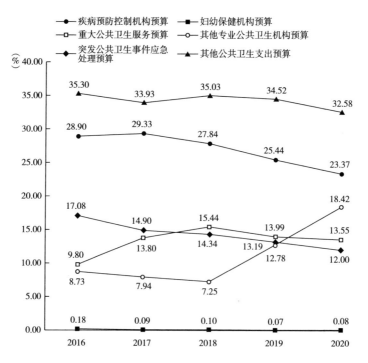

图1 2016~2020年国家卫健委不同公共卫生项目经费预算在公共卫生经费预算中的占比情况

资料来源：国家卫健委财务司。

3. 公共卫生应急经费的筹资与监督

我国的公共卫生应急经费过多地依赖于政府的财政拨款，民间捐助的渠道及规模较为有限，筹资渠道较为单一。[①] 以本次疫情防控公共卫生应急资金投入为例，截至 2020 年 5 月 31 日，各级财政共安排疫情防控资金 1624 亿元[②]，截至 7 月 31 日，中华慈善总会共接受用于疫情防控的捐赠物资折合人民币约为 7.57 亿元[③]，截至 6 月 18 日，中国红十字总会机关和中国红十字基金会共接受约 24.93 亿元的疫情防控款物[④]。在公共卫生应急资金监督方面，我国政府对突发公共卫生事件的财政补偿缺乏具体性的操作指导及对补偿资金使用情况的监督，主要以财政部门监督、审计部门事后审计监督为主，而群众监督、舆论监督也因信息公开的不透明化未能发挥其应有的作用。[⑤]

（三）　社会环境

1. 政府公共卫生应急管理理念

SARS 危机过后，我国政府投入大量人力、物力、财力建设突发公共卫生事件应急体系，形成了"一案三制"的基本框架，卫生应急体系趋向完善。但由于公共卫生的产出周期较长，部分官员政绩观错位，重"立竿见影"的经济指标而轻"旷日持久"的公共卫生相关指标，政府在公共卫生应急管理过程中往往表现出一种重事后处置而轻预防的非科学的应急管理理念。该理念势必会增加政府应急管理成本，促使政府消耗大量的政治、经济、社会资源开展公共卫生应急救援，对民众的生活、各行业的发展均会产生影响。长此以往，政府的公信力、治理效能也会有所弱化。

2. 医务人员的公共卫生应急、报告意识

我国医务人员的公共卫生应急、报告意识有待进一步强化。部分

---

①　冯俏彬：《我国应急财政资金管理的现状与改进对策》，《财政研究》2009 年第 6 期。

②　《截至 5 月 31 日，全国各级财政共安排疫情防控资金 1624 亿元》，百度网，https://baijiahao.baidu.com/s? id=1668816498280761151&wfr=spider&for=pc。

③　《中华慈善总会关于新冠肺炎疫情防控捐赠物资使用情况的公示（7 月 31 日）》，中华慈善总会，http://www.chinacharityfederation.org/nv.html? nid=6e956954-16e3-486c-8b54-26d0213277aa。

④　《中国红十字会总会接受使用新型冠状病毒肺炎疫情防控社会捐赠款物动态》，中国红十字会，https://www.redcross.org.cn/html/2020-06/71790_1.html。

⑤　冯俏彬：《我国应急财政资金管理的现状与改进对策》，《财政研究》2009 年第 6 期。

医务人员的公共卫生应急意识、报告意识比较差，究其原因，第一，我国在传染病监测方面对医务人员的培训力度不够，致使其往往未能及时捕捉到传染病发生的早期信号，也未通过传染病网络直报系统及时上报。① 第二，我国对医疗机构突发公共卫生事件的上报缺乏明确、有效的奖惩机制，医务人员无动力去吹响"应急哨"。

3. 民众的公共卫生应急意识

随着疾病谱的变化，我国对慢病防控开展了一系列的健康教育活动，民众对慢病的预防意识越来越好；但近年来疏于对传染病的防控宣教，民众的预防意识和警惕性反而不够。本次疫情发生后，一些民众，尤其是老年人、低学历者、基层民众的健康素养、应急意识较差，没有采取及时正确的个人防护措施，也出现了从疫区返回没有及时上报甚至瞒报等不良现象。②

4. 社会的舆论引导

舆论是社会思想观念和意识形态的直接反映，正确引导社会舆论能汇聚起强大的精神力量，在紧要关头发挥共克时艰的动员作用；如引导不当则会导致社会的恐慌，进而致使整个社会陷于混乱之中。在本次新冠肺炎疫情防控中，以美国为首的西方资本主义国家不断抹黑、妖魔化中国，意在营造不利于中国的国际舆论。面对西方利益集团及西方媒体的舆论攻势，中国政府和国内媒体沉着应对，既不回避问题，也不囿于西方思路，而是按照我们的思路予以有力回击，凸显了中国在应对西方舆论战中的文化自信和中国智慧。尤其是我国外交部发言人的频繁发声，较好地引导了国际舆论方向。但由于中国对外发声过多地依赖于外交部门，中国媒体在国际舆论战中主动性欠缺，应对技巧、经验不足，对外发声单一，反击力量不足。

（四）技术环境

1. 信息化技术的发展

随着互联网、区块链、云计算、人工智能技术、第五代移动通信

---

① 王宇：《不明原因肺炎监测系统评价》，硕士学位论文，中国疾病预防控制中心卫生应急中心，2017，第 32 页。
② 郑建盛、张彦丰、许莹等：《社区居民新型冠状病毒肺炎防治健康素养与健康教育需求调查》，《中国公共卫生》2020 年第 2 期。

技术、大数据的发展，信息技术在本次疫情防控中功不可没。如互联网医院在线咨询、问诊，以及武汉部分医院中出现的送餐、送药等机器人服务①，很大程度上避免了不同就诊者、医护人员的交叉感染。另外，通过大数据来支撑健康码的使用，不仅保证了健康人群的正常流动，而且也对特定人群的流动轨迹进行记录，可增强筛查的时效性，有效防止疫情扩散等。

但我国信息化发展程度存在较大的地区差异。② 在本次疫情防控中，一些基层地区尤其是农村在对属地流动人员的个人信息进行采集和报送的过程中，仍采取手工信息采集的传统方式，利用大数据进行信息调取的程度不高。同时，由于基层信息采集员对个人信息安全的重视不够等，公民个人信息安全受到威胁。另外，由于不同信息系统的数据标准、技术规范等不同，不同部门、行业之间信息共享程度较低，在本次疫情防控中也出现了多头、重复报送等问题。

2. 症状监测的发展

症状监测（症候群监测）较传统疾病监测更为主动。通过收集和分析病人确诊前的行为或健康相关事件，可及时发现可疑事件从而发出预警。③ 我国症状监测的发展起步较晚。2003 年 SARS 后，通过各级医疗机构平台对少数病种展开了症状监测，如不明原因肺炎、感染性腹泻等。从 2009 年开始，症状监测依托国家重大科技专项"传染病技术平台"得到了广泛应用，在突发公共卫生事件的早期预警实践中的应用也越来越多。但由于我国卫生信息化起步较晚，技术水平较低，症状监测在应用的过程中仍存在公共卫生信息系统与医院信息系统之间数据共享机制、长效合作机制缺乏等问题④，不利于增强症状监测和主动监测之间的耦合性，进而不利于增强突发公共卫生事件预警的

---

① 王盈婧：《新冠疫情之下的人工智能》，《科技与创新》2020 年第 20 期。
② 何旭、成希、伍林虹等：《国家应急信息管理机制建设问题研究》，《现代商贸工业》2020 年第 28 期；傅卫：《促进医防融合实现平战结合》，《中国卫生》2020 年第 8 期。
③ 祝依品、于淼、杨富强等：《农村地区建立传染病症状监测系统的可行性——以江西省 2 县为例》，《中国卫生政策研究》2013 年第 4 期。
④ 柏鸿凌、金必红、王晔等：《症状监测的发展与应用》，《上海预防医学》2017 年第 4 期；李程跃、施培武、沈群红等：《新型冠状病毒肺炎疫情对疾病预防控制体系的影响及思考》，《上海预防医学》2020 年第 4 期。

准确性。在本次疫情发生初期，一线医务工作者从个案诊治中已经感受到问题的严重性和可能存在人传人现象①，但由于医疗机构和疾控机构之间缺乏有效的信息共享机制，疾控部门人员并没有在第一时间掌握关键监测信息，未能及时深入现场进行流行病学调查，使疫情防控的"前哨"没有及时吹响。

3. 实验室检测网络

我国有国家、省、市、县四级疾控机构的实验室检测网络，突发公共卫生事件的检测工作主要由省市级疾控机构开展，基层疾控机构由于人员较少、学历层次偏低、年龄结构趋于老化、检测设备不足等，其基本检验能力与《省、地、县级疾病预防控制中心实验室建设指导意见》的要求还有一定差距。② 在本次疫情初期，就暴露出诸多在病毒的检测与分离环节中的问题，如疾控部门因短时间内研发生产出来的检测试剂质量参差不齐、样本采集标准化程度不高，难以将检测权限下放等。③ 另外，由于新冠病毒是 BSL-3 级别的病原体，其相关研究均需在 BSL-3 级别实验室进行。据统计，我国目前共有 43 家 BSL-3 级别实验室，其中国家和各省级疾控中心有 28 家，高校有 9 家，科研机构有 6 家，且其规模和对外交流共享范围非常有限；在面对突发公共卫生事件时，无法高效开展合作，不能很好地发挥协同作用。

四　建议

（一）政治方面

1. 进一步加强服务型、责任型、担当型政府建设

我国在重大危机防控中，应本着对社会、公众高度负责任的心态，充分听取专家和专业机构的意见，对行动可能带来的风险进行全面、谨慎的预判，通过完善公共治理的制度建设合理处理好专业独立性和

---

① 《亲历者讲述：武汉市中心医院医护人员被感染始末》，《潇湘晨报》2020 年 2 月 18 日。
② 刘玉芬：《基层疾控机构检测能力、问题与对策》，《中国公共卫生管理》2007 年第 4 期。
③ 丁蕾、蔡伟、丁健青等：《新型冠状病毒感染疫情下的思考》，《中国科学（生命科学）》2020 年第 3 期。

决策政治性之间的关系，进一步加强服务型、责任型、担当型政府建设。

2. 切实推进疾病预防控制体系改革

我国政府应针对本次疫情暴露出来的公共卫生体系中存在的问题，如疾控中心社会地位低、干部专业化能力不足以及缺乏一定的循证决策能力等问题，切实推进疾病预防控制体系改革。

3. 进一步修订、完善公共卫生应急法律法规

我国应进一步修订完善《中华人民共和国传染病防治法》和《中华人民共和国突发事件应对法》，针对其中存在的疫情信息发布主体相矛盾的情况予以完善。同时，需要结合公共卫生应急过程中的具体实践问题不断制定和完善具有针对性和实践指导意义的具体法规，使各方更好地依法办事。

（二） 经济方面

1. 合理划分事权、财权责任

我国应合理划分中央和地方政府在突发公共卫生事件应急过程中的事权、财权责任。如中央政府主要负责处置一级突发公共卫生事件并承担相应的财政责任；对于二级突发公共卫生事件，则由中央和地方政府共同负责处置，地方政府可承担部分财政责任；地方政府主要负责处置三、四级突发公共卫生事件并承担相应的财政责任。

2. 完善公共卫生应急经费保障模式

我国政府应改变重投入、轻管理的工作态度，在确保稳定的公共卫生应急经费预算投入的基础上，应主动公示公共卫生应急经费使用情况，提高其透明化程度，便于群众、社会对其进行监督，使公共卫生应急经费的监督方式呈现多样化；同时，应将社会资金纳入公共卫生应急经费财政框架中，使公共卫生应急经费的筹资渠道趋向多元化，以完善公共卫生应急经费的保障模式。

（三） 社会方面

1. 转变政府公共卫生应急管理理念

我国政府应转变重事中事后而轻事前的公共卫生应急管理理念，将事前预防如风险评估、事中处置和救援、事后反思学习和能力建设三阶段的应急管理进行有机衔接，推进重大疫情"防、控、治"全链条联动体系建设，充分发挥公共卫生应急管理的外部效应。

2. 提高医务人员、普通民众的公共卫生应急意识

在对医务人员进行公共卫生应急相关业务培训的过程中，应建立更为严格的考核机制和合理的激励机制，不断增强其公共卫生应急意识和处置能力。另外，可以学习美国"减灾型社区"建设的理念，构建社会协同、公众参与的宣传教育体系，充分利用社区平台展开社区公共卫生应急宣教，不断提高普通民众的应急意识和健康素养。

3. 坚持多主体对外发声，正确引导社会舆论

我国在面对突发公共卫生事件时，除了政府要积极对外发声，媒体也应积极配合政府对事件进行客观的分析与评价。另外，民间有识之士也应主动在社交媒体平台上传播中国声音，讲好中国故事，多主体对外发声，共同清除谣言滋生的温床，正确引导国内国际社会舆论的良好氛围。

（四）技术方面

1. 加强信息安全监管，推进信息标准化建设

我国应针对不同性质、类别的信息，建立应急信息系统安全分级标准，并指导相关信息工作人员严格依此做好信息安全保护工作。另外，基于已有的数据平台和信息直报网络，开展公共卫生应急系统的标准化研制工作，以信息标准化、数据规范化促进不同区域、部门、行业的信息共享，达到提高管理效率的目标。

2. 不断提高症状主动监测效果

我国应以信息化、大数据为抓手，通过整合传统（门诊、急诊记录等）及非传统（药物销售、学校缺勤等）数据源优化现有的症状监测系统，建立医疗、疾控等多个机构之间的数据共享机制，依托区域化信息平台，使传统的疾病监测和症状主动监测有机结合，增强疾病预警的准确性，提高症状主动监测的效果。

3. 不断提高疾病防控科技创新和成果转化能力

我国政府应加强顶层设计，统筹规划布局，加大投入力度，在一些高水平高校及科研机构建设高等级的实验室，不断提高疾病防控科技创新和成果转化能力，将研究成果应用于社会需求中。另外，要从体制机制上破解不同主体的"本位主义"思想，加强高校、科研机构相关实验室的交流合作与协同发展，形成应对突发公共卫生事件的强大合力。

健康中国研究（第一辑）

第 112~123 页

推动中医药振兴发展的四个维度[*]

王　琳^{**}

摘　要　中医药在新冠肺炎疫情防控中发挥了不可替代的作用，为中医药振兴发展带来了重大机遇。然而，在中医药为抗击疫情作出重大贡献面前，社会上否认中医药的作用、质疑中医药学的科学性、忽视中医药文化作为中华优秀传统文化载体的重要价值等现象依然存在，令中医药发展积弱不振。党的十八大以来，习近平总书记多次就中医药振兴发展做出重要指示，为中医药发展提供了基本指引。推动中医药振兴发展应以正确认识中医药学的科学价值为前提，尊重和把握中医药发展规律，以坚定的文化自信，始终坚持党的"人民至上"的发展理念，担当起继承好、发展好、利用好中医药这座宝库的历史使命。

关键词　中医药学　中医药文化　文化自信

2016年习近平总书记在全国卫生与健康大会上指出，要着力推动中医药振兴发展。中医药作为中华民族的伟大创造，几千年来，护佑中华民族繁衍生息，也为全人类的健康贡献着中国智慧。面对新冠肺炎疫情，历史上数百次有效控制疫病挽救生命的中医药再次发挥独特优势，

＊　本文为天津市哲学社会科学基金规划项目"四史"研究专项（TJSSZX20-60）阶段性成果。

＊＊　王琳，天津医科大学马克思主义学院副院长、教授。

成为中国式抗疫的最大亮点。党的十八大以来，习近平总书记多次就中医药发展发表系列重要讲话，2020 年 6 月 2 日，习近平总书记在主持召开专家学者座谈会时强调，中西医结合、中西药并用，是这次疫情防控的一大特点，也是中医药传承精华、守正创新的生动实践。为此，从多个维度深入领会习近平总书记关于中医药振兴发展的重要论述，正确认识中医药对于生命与健康的科学价值，对于探索把握中医药发展规律，树立文化自信，担当起"切实把中医药这一祖先留给我们的宝贵财富继承好、发展好、利用好"① 的使命重任，具有重大意义。

一　正确认识中医药学的科学价值是推动中医药振兴发展的基本前提

习近平总书记指出，"中医药学是我国各族人民在长期生产生活和同疾病做斗争中逐步形成并不断丰富发展的医学科学，是我国具有独特理论和技术方法的体系"②，为正确理解和认识中医药的科学性做出了精准定位，需要我们从盲目排斥到科学认知，正视中医药的科学价值。

远古时代，中华民族的祖先就积累了一些动植物解除病痛的用药知识，中国 2500 多年前编成的诗歌总集《诗经》记载了 130 多种植物，③ "神农尝百草""药食同源" 即为有目的地寻找防治疾病药物和方法的开始。商周以来，发明汤液，并有食医、疾医、疡医、兽医的分工。春秋战国时期，扁鹊提出"望、闻、问、切" 四诊合参的方法，奠定了中医临床诊断和治疗的基础。秦汉时期的《黄帝内经》，系统论述了人的生理、病理、疾病以及 "治未病" 和疾病治疗原则与方法，确立了中医学的思维模式。张仲景的《伤寒杂病论》，论述了内伤杂病的病因、病证、诊法、治疗、预防等辨证规律和原则，确立了辨证论治的理论和方法体系。西晋时期皇甫谧的《针灸甲乙经》，系统论述了有关脏腑、经络等理论，初步形成了经络、针灸理论。唐

---

① 《习近平致中国中医科学院成立 60 周年贺信》，《人民日报》2015 年 12 月 23 日。
② 王晨：《推动中医药法贯彻实施 促进中医药事业健康发展》，《人民日报》2017 年 7 月 31 日。
③ 《习近平致信祝贺第十九届国际植物学大会开幕》，《人民日报》2017 年 7 月 25 日。

代孙思邈的"大医精诚"凝练了中医药文化的核心价值理念。明代李时珍的《本草纲目》，在世界上首次对药用植物进行了科学分类，创新发展了中药学的理论和实践。清代叶天士的《温热论》，提出了温病和时疫的防治原则及方法，形成了中医药防治瘟疫（传染病）的理论和实践体系。① 中医药学为人类健康作出了重要贡献，在中国传统文化的孕育下绵延千年传承至今从未中断过。

然而，近代以降，随着科学技术在西方的兴起，包括西医在内的西方科学技术占据主导地位，以至于西方科技文化逐渐在器物、制度和价值等不同层面对社会各建制或各领域发挥引领和一定的支配作用②，中医药开始受到严重冲击。"医学科学化"运动中，西医被认为是以人这一最高级的物质运动形式为研究对象，综合运用自然科学的成果，融合生理、解剖、病理、治疗乃至数学、物理、化学、博物学等知识，是科学的"新医学"。中医则被认为是以阴阳五行说、元气说、道法自然、天人合一等传统哲学、易学、心理学、生理学和天文地理学为基础构筑的"道、气、象、势、机、权、术"系统，③ 从而被贴上荒唐怪诞、伪科学、玄学、旧医学的标签。

否定中医药学的科学性是错误和有害的。其一，自然科学并不是唯一的科学形态，还应包括"社会科学"和"思维科学"。自然科学是研究物质世界及其客观规律的科学，社会科学是研究人类社会现象及其发展规律的科学，思维科学是研究人的思维及其规律的科学。西医学不过是主要运用自然科学的研究方法研究人的身体和生命，中医学是综合运用自然科学、社会科学甚至思维科学研究方法，研究人体生命、健康、疾病，是属于自然科学范畴，具有社会科学属性，深受中国古代哲学思维影响的多学科交叉的知识体系和科学门类，从宏观、系统、整体角度揭示人的健康和疾病的发生发展规律。

其二，科学与否要通过实践检验和证明。中医药学从古至今令中华民族经受住一次又一次天灾、战乱和瘟疫的考验，在同新冠肺炎疫情的殊死较量中，我们尊重科学，在没有特效药的情况下，实行中西

---

① 《中国的中医药》白皮书。
② 马来平：《西医东渐中的科学与儒学的亲和性研究》，《山东大学学报》（哲学社会科学版）2020年第1期。
③ 齐卓操、张洪雷：《"健康中国"视域下中医的价值》，《中医杂志》2019年第13期。

医结合，先后推出八版全国新冠肺炎诊疗方案，筛选出"三药三方"等临床有效的中药西药和治疗办法，被多个国家借鉴和使用，① 为人类生命健康作出巨大贡献。中医药学注重在与自然、社会环境变化相适应的过程中把握人体生命运动规律，有效对抗疾病瘟疫，在辨识体质健康状态和演变趋势的过程中，不断检验着中医药学的自洽性和科学性。

其三，当前，中医药学在转化医学和整合医学的医学发展大趋势下，通过借鉴西医的研究理论和方法不断完善与创新，已经不同于传统中医药，如果仍一味地以西医的范式套框中医药学，用西医的双盲、循证等检验中医药的有效性，盲目排斥中医药学，以致以西医的标准改造医疗卫生体系、医药标准、医药管理体制、医学人才教育等，中医药学发展的边缘化境地不仅无法改善，甚至将会危及中华民族复兴大业。

二　把握中医药发展规律是推动中医药振兴发展的基本遵循

习近平总书记指出，推动中医药振兴发展"要遵循中医药发展规律，传承精华，守正创新"②。遵循中医药学自身的发展规律，就是遵循中医药发展过程中内在的、本质的、必然的联系，只有尊重中医药学的思维方式、话语体系、传承模式等规律，守住中医药发展的根和魂，才能不断传承创新。

中医在诊断、治疗、病理、用药等方面具有与西医截然不同的独特思维方式，形成了独特的生命观、健康观、疾病观、防治观，突出表现在，其一，整体思维。中医药学以儒家"人与天地相参"的"天人合一"宇宙观建构中医理论体系的基本框架，强调人与自然同源、同构、同道的关系，是一种整体性，宏观性，化繁为简的思维模式，把疾病与健康看成互为依存共生的阴阳两势，可以通过物质、能量的

---

① 习近平：《在全国抗击新冠肺炎疫情表彰大会上的讲话》，《人民日报》2020 年 9 月9 日。

② 《习近平对中医药工作作出重要指示强调 传承精华守正创新 为建设健康中国贡献力量》，《人民日报》2019 年 10 月 26 日。

交换维持机体自身的平稳、机体与环境的动态平衡，这就将人与自然的整体性统一起来，而非"人和自然二元"思维。同时，强调本体论，即医学的本质属性是人学，人体本身是一个完整有机的整体，各器官及功能相互联系、相互影响。诊断、病理、治疗都要以整体思维应对，并且强调人的身体与精神也是统一的，二者相互贯通构成一体，而非"身心二分"的对抗性思维。

其二，辨证思维。"三因制宜、辨证论治"，所谓三因制宜，即治疗疾病应因人因时因地制宜，张仲景提出："当识因人因证之辨，人者，本也，证者，标也。证随人见，成败所由。故当以人为先，因证次之。"①《东庄医案》曾载"医当医人，不当医病也"②，都体现了中医强调以人为本、注重个体化、精准治疗的特点。所谓辨证论治，即以辨证思维通过对望、闻、问、切过程中掌握的资料、症状和体征，针对证候与病症的对立统一关系，实施同病异治、异病同治、正治与反治等方法，以此成为中医药最具特色的思维方式和治疗方法。

其三，意象思维。即以具体形象的东西来说明某种抽象的观念或原则，正所谓"医者，意也"。孙思邈指出，"医道之为言，实惟意也。故以神存心手之际，意析毫芒之理。当其情之所得，口不能言；数之所在，言不能谕"③。阴阳五行说就是运用阴阳五行与五运六气说明人类生命起源、生理现象、病理变化，从而运用到人体生理、机理、疾病的发生、变化和治疗规律中的意象思维模式。

遵循中医药发展规律，应尊重中西医思维的差异，坚守和培育中医思维，实现从"治病思维"到"健康思维"的转变。中医思维实际上就是"健康思维"，其以丰富的思维方式为当代医学思维科学的发展提供了更为多元的分析与论证视角，弥补了西医以天人二分、健康与疾病相对抗思维方式的不足。西医以逻辑推演和理性思维为主要方式，综合运用各种自然科学成果，具有注重"治病"的特点，是典型的"治病思维"，这在一定程度上不可避免地导致科学主义的泛滥和医学科学技术异化问题。而中医通过辨证施治、调和性治疗、以人为

① 王琦：《中医体质学》，中国医药科技出版社，1995，第132页。
② 郑文：《中医人文思维及其当代启示》，《中医药导报》2020年5月28日。
③ 孙思邈著、李景荣等校译《千金翼方校释》，人民卫生出版社，1998，第397页。

本等中医思维方式的具体运用，实现了在诊断、治疗、病理、药物等方面的自洽和有效性。

遵循中医药发展规律，应不断总结中医药传承发展进程中的宝贵经验。中医药学自近代遭遇了"科玄论战""中医科学化"，新中国成立后有"中学西"运动，中医药学发展可谓命运多舛。20世纪50年代，毛泽东做出西医学习中医的重要批示，确定了中西医结合的医学发展思路，影响至今。新冠肺炎疫情期间，习近平总书记强调要及时总结中医药在此次疫情防控中的经验，加强科学论证和中西医结合，不断提高能力和水平，大力发展中医药事业。目前，中医药学在实践中仍然存在按西医思路管理中医，医药卫生管理部门缺乏中医药专家，中医药话语地位缺失，中医药学教育体系不合理、传承模式单一化等问题，甚至抗击新冠肺炎疫情中央指导组专家组成员张伯礼院士发出"疫情过后也别遗忘了中医药"的提醒，一再警示我们"没有按照中医的本来面目评价并确立中医的价值"①，不仅是近代中医药困境的根本原因，也应是当前中医药走不出困境的根本所在。

遵循中医药发展规律，需依靠顶层设计和政策引导，用中国式办法解决中国卫生与健康问题。新中国成立特别是改革开放以来，我们走出了一条符合中国国情的卫生与健康发展道路。党的十八大以来，中医药工作被摆在了更加突出的位置。在2016年的全国卫生与健康大会上，习近平总书记强调要"着力推动中医药振兴发展"。党的十八大和十八届五中全会发出"坚持中西医并重""扶持中医药和民族医药事业发展"的重要指示。2016年，国务院印发《中医药发展战略规划纲要（2016~2030年）》，把发展中医药上升为国家战略。2017年10月，党的十九大报告明确提出"实施健康中国战略"，要坚持中西医并重，传承发展中医药事业。2017年，《中华人民共和国中医药法》颁布实施，为继承和弘扬中医药，扶持和促进中医药事业发展确立了法律依据。2019年10月，习近平总书记在全国中医药大会上强调，"要遵循中医药发展规律，传承精华，守正创新"②。与此同时，中共

① 张效霞、王振国：《中西医结合与中西医汇通并无质的区别》，《中医研究》2005年第6期。

② 《习近平对中医药工作作出重要指示强调 传承精华守正创新 为建设健康中国贡献力量》，《人民日报》2019年10月26日。

中央、国务院下发《关于促进中医药传承创新发展的意见》，明确了中医药传承创新发展的目标方向和具体举措，这些顶层设计和政策措施是遵循中医药学发展规律的制度安排。抗击疫情的生动案例，让中医药尽展魅力、大放异彩，是以中国式办法解决卫生与健康问题的真实写照，是遵循中医药发展规律的具体实践，令中医药迎来了前所未有的大好时机。

三 坚定中医药文化自信是推动中医药振兴发展的最大底气

习近平总书记指出："传统医药是优秀传统文化的重要载体，在促进文明互鉴、维护人民健康等方面发挥着重要作用。"① 中医药文化植根中华大地，历经几千年，承载着悠久的中华历史文化传统，凝聚着丰富的中国哲学智慧，流淌在中华儿女的血液中，成为中华文化的基因和优秀传统文化的杰出代表。毛泽东曾经指出："中医问题，关系到我们中华民族的尊严、独立和提高民族自信心的一部分工作。"② 只有坚定中医药文化自信，才能在推动中医药振兴发展中始终拥有"精、气、神"。

中医药文化来源于中国传统文化中具有代表性的思想内核。第一，"和""合"文化。"万物并育而不相害，道并行而不相悖"③，中医强调以"道法自然、天人合一"为认识世界的哲学基础，在中医阐释生命、疾病和治疗中，认为"和""合"为生命活动的最佳状态，"阴平阳秘，精神乃治"④；在治疗上主张调和性治疗，"据统计，《中医方剂大辞典》中以'和'字为首的方名就有298个，诸如'和中、和气、和血、和胃、和胎、和解'等等不胜枚举"⑤。

第二，生命至上思想。孙思邈在他的《千金要方》中曾述，人命

---

① 《习近平致 2017 年金砖国家卫生部长会暨传统医药高级别会议的贺信》，新华网，http：//www.xinhuanet.com/politics/2017-07/06/c_1121276812.htm。

② 《毛泽东年谱（1949~1976）》（第 2 卷），中央文献出版社，2013，第 259 页。

③ 陈晓芬、徐儒宗译注《论语·大学·中庸》，中华书局，2011，第 352 页。

④ 姚春鹏译注《黄帝内经（上）：素问》，中华书局，2019，第 41 页。

⑤ 刘炜、林文娟：《中医、西医术语文化渊源比较》，《医学争鸣》2014 年第 3 期。

至重，有贵千金。所谓"天覆地载，万物悉备，莫贵于人"①，中医认为生命的价值是最高价值，这种生命观包括的基本含义一是将生命和健康视为最可宝贵的。二是医学服务于人的生命和健康，对医者、医术涉及人命关天的事需要严格审慎的资格和态度，即乃"医为人之司命，生死系之"②，需要"博极医源，精勤不倦"的医学精神。三是生命同等的伦理道德观。"不分贵贱，普同一等""不论贫富，药施一例"③，即要求爱无等差，平等对待，对病人无论贵贱一视同仁，视人的生命与健康为基本权利。在《大医精诚》中孙思邈提出"至于爱命，人畜一也"的思想，即世间万物，无论是人还是动物，其生命权都应予以同等的关照和尊重。

第三，仁心仁术的医者情怀。"夫医者，非仁爱之士，不可托也。"④ 从医者既要讲究医学贵精，不精则害人匪细，要博极医源，精通医术，精进医理，方可行医，否则将误人害人，同时，又要追求"仁"，即为亲为爱。医者治病救人，必须注重医学修养，修为自身，存仁义心，行精进术，方能为医。

第四，"知常达变"的变通之法。所谓"知常达变"，主张认识事物要掌握事物的一般规律，并在此基础上了解事物的特殊性，从而全面认识事物。"变"即为"通变"，是《易经》的核心思想，"易"即为"通变"，世上万物有"变"才有"通"，《易经》的重要价值原则：天行健，君子以自强不息；地势坤，君子以厚德载物，成为数千年来中华文化自强不息、厚德载物的"通变"精神，以"会通"与"适变"相结合为中医药辨证思维的特质奠定了思想基础。

坚定中医药文化自信，第一，要涵养中医药文化自觉。中医药文化自觉是基于对中医药文化的深入了解、深刻认识、深度思考，对中医药文化地位和作用的正确把握，对中医药文化发展的使命担当。中医药文化自觉要实现对中医药学的历史根脉的挖掘和整理，全面梳理中医药学的基本理论来源、蕴含的文化渊源和哲学思想。同时，对中

---

① 姚春鹏译注《黄帝内经（上）：素问》，中华书局，2019，第230页。
② （明）王绍龙传、（清）潘楫增注《医灯续焰》，中国医院科技出版社，2018，第369页。
③ 《龚廷贤医学全书》，山西科学技术出版社，2016，第1401页。
④ 杨泉：《古今图书集成·医部全录》（第12册），人民卫生出版社，1983，第15页。

医药学文化有清醒的认知，在现代医学文化中明确自己的位置和价值，不断进行自我反省，实现自我创新。

第二，坚守自我，包容互鉴。与其他医学文化取长补短，各抒所长，相互借鉴，和平共处。中医药学文化与其他医学文化具有相同的目的，就是为人类的健康服务，因此，应从医学文化的分庭抗礼转变为建立包容互鉴、携手共赢的"和""合"秩序，为促进传统医学和现代医学更好融合创造良好局面和舆论氛围。

第三，在服务于人民健康的实践中不断提升文化自信。文化自信来源于文化价值，中医药学的文化价值体现于在天灾、战乱和瘟疫的历史大考面前令中华民族一次次转危为安的经济价值和社会价值，体现在深深地融入民众的生产生活实践中所形成的独具特色的健康文化，体现在国人独有的治病祛疾、强身健体、健康养生、延年益寿的日常养生方式中。中医药学的未来应在不断实践中推陈出新，赢得主动，在提升中医药社会服务水平的实践中提升文化自信。

第四，始终自觉提起中医药文化自信的"精、气、神"。"精、气、神"来源于中医哲学的生命观和健康观，认为人的生命来源于"精"，维持生命的动力靠"气"，生命活动的体现是"神"，只有"精、气、神"旺盛、充足，生命才健康有生气，才能充满生机和活力而不致衰亡。文化自信是振兴中医药发展的最大底气。近代以来，中华民族在西方文明和科学技术的冲击下逐渐由天朝大国的自负到包括中医药在内的民族文化自卑。今天，在中华民族伟大复兴的关键时期，站在"两个一百年"奋斗目标的历史交汇点上，传承发展中医药文化是历史赋予我们的重大使命，只有始终提起中医药文化自信的"精、气、神"，才能在推动中医药学振兴发展中底气十足。

四　坚持"人民至上"是推动中医药振兴发展的价值旨归

习近平总书记指出："生命至上，集中体现了中国人民深厚的仁爱传统和中国共产党人以人民为中心的价值追求。"① 坚持人民至上、

① 习近平：《在全国抗击新冠肺炎疫情表彰大会上的讲话》，《人民日报》2020 年 9 月 9 日。

生命至上，是对中国共产党执政为民理念的重要诠释，是推动中医药振兴发展的价值旨归。

中国共产党无论是在革命、建设时期还是改革开放新时代，都始终将人民生命放在至高无上的位置，坚持以人民生命健康安全为首要责任，充分肯定、鼓励和扶持中医药在控制疫病、救死扶伤、治病救人中的作用和优势。在井冈山斗争时期，毛泽东就曾指出"由于营养不足、受冻和其他原因，官兵病的很多。医院设在山上，用中西医两法治疗"①。面对敌人的封锁，毛泽东曾慨叹道，草医草药要重视起来，敌人是封锁不了我们的。新中国成立后，我国每年约有 1.4 亿人患各种疾病，死亡率在 30‰以上，其中半数以上是死于可以预防的传染病。② "根据乡村的一般调查，其中有 80% 的患者得不到合理的治疗。"③ 1954 年毛泽东委托刘少奇传达中医工作的指示时指出："必须把中医重视起来。中医问题，关系到几亿劳动人民防治疾病的问题。"④ 20 世纪 60 年代，中国共产党采用中西医结合培训赤脚医生的方式，创立了独特的农村合作医疗制度，用"一根针，一把草"的力量，极大缓解了我国农村缺医少药的问题，为人民健康作出了重要贡献。改革开放初期，面对中医药事业受到冲击的局面，邓小平做出重要批示，"这个问题应该重视，特别是要为中医创造良好的发展与提高的物质条件"⑤。2003 年在抗击非典疫情过程中，中医药发挥了重大作用，随后在 2007 年首次将"扶持中医药和民族医药事业发展"等方针政策写入党的十七大报告。党的十八大以来，习近平总书记多次高度评价和充分肯定中医药在治病救人和健康中国建设中具有的独特作用，以自己的亲身经历描述中医药独有的优点和特色，如"开设中医科、中药房很全面，现在发展中医药，很多患者喜欢看中医，因为副作用小，疗效好，中草药价格相对便宜。像我自己也喜欢看中医"⑥。面对新冠肺炎疫情防控的严峻局面，习近平总书记强调，"人

① 《毛泽东选集》（第 1 卷），人民出版社，1991，第 65 页。

② 《卫生法令汇编》（第 1 辑），中央人民政府卫生部，1951，第 38 页。

③ 朱建平编《百年中医史》（上），上海科学技术出版社，2016，第 350 页。

④ 《毛泽东年谱（1949~1976）》（第 2 卷），中央文献出版社，2013，第 259 页。

⑤ 《邓小平年谱（1975~1997）》（上），中央文献出版社，2013，第 370 页。

⑥ 《对中华民族的瑰宝，总书记如是说》，光明党建网，https：//dangjian.gmw.cn/2020-03/26/content_33688024.htm？s＝gmwreco2。

的生命是最宝贵的，生命只有一次，失去不会再来。在保护人民生命安全面前，我们必须不惜一切代价，我们也能够做到不惜一切代价，因为中国共产党的根本宗旨是全心全意为人民服务，我们的国家是人民当家作主的社会主义国家"①。这些重要论述，充分彰显了中国共产党人民至上、健康至上的价值理念，是推动中医药学振兴发展的根本价值旨归。

推动中医药振兴发展，落实好人民至上、生命至上价值理念。第一，坚持以人为本，扩大中医医疗服务有效供给，提高基层中医药健康管理水平，保持中医药旺盛的生命力，实现中医药成果由人民共享。所谓方不在大，对症则效；药不在贵，中病即灵，中医药具有"治未病"、使用简便、易于推广、疗效好、副作用小、成本低的特点，其治疗理念和养生文化为越来越多的人民群众接受和喜爱，为中医药振兴发展提供了良好的群众基础。

第二，建立与完善中医药学教育和人才培养体系，使中医药学后继有人、传承不绝。中医药教育体制应遵循中医药学教育的特点和规律，以中医思维为核心培养中医药人才，改变中医教育体制中重西医轻中医、重理论轻实践、重单一的学校教育轻传统的多元化传承模式的状况，从课程设置、教材使用、教学体系到传承方式等方面进行改革，建立多出中医药学人才，多出著名中医、国医大师的多元化多渠道综合培养机制。

第三，规范行业秩序，加强市场监管，为中医药营造持续发展的健康环境。中医药市场长期以来存在严重的"逐利"行为，有肆意夸大中医药的疗效愚弄患者的现象；有用封建迷信办法谎称中医药秘方导致贻误病情、草菅人命的现象；还有虚抬中草药价格，甚至以次充好、以假乱真扰乱中药材市场的现象，凡此种种，不仅败坏了中医药的声誉，而且严重损害了人民群众的切身利益，制约了中医药振兴发展，必须加强中医药行业规范化、法治化建设。

第四，普及中医药知识，传播中医药文化，推动中医药走向世界。振兴中医药发展是中国式人民健康的特色之路，需要持之以恒、久久

① 习近平：《在全国抗击新冠肺炎疫情表彰大会上的讲话》，《人民日报》2020年9月9日。

为功。一方面，在"健康中国"战略背景下，需要通过普及中医药知识，培养"治未病"等中医药健康养生理念，提供更好的中医药卫生健康服务等方式，形成全社会了解、尊重中医药价值的广泛共识；另一方面，注重中医药与现代科技的结合，推动中医药产业化、现代化，让中医药走向世界，这是既能够带来巨大社会效益和经济效益，又能够为人类文明作出中国贡献，具有深远的历史意义和世界意义的大事。

20个世纪50年代，毛泽东曾经批示："我国中药有几千年的历史，是祖国极宝贵的财产，如果任其衰落下去，那是我们的罪过。"[①]习近平总书记强调："中医药学是中国古代科学的瑰宝，也是打开中华文明宝库的钥匙。"[②] 我们只有不辱使命，抓住中医药振兴发展的大好时机，遵循不忘本来、吸收外来、面向未来的传承发展思路，努力实现中医药健康养生文化的创造性转化、创新性发展，继承好、发展好、利用好这一中华文明的瑰宝，中医药必将拥有更加光明灿烂的发展前景。

---

① 华钟甫等编《中国中医研究院院史（1955~1995）》，中医古籍出版社，1995，第4页。

② 《习近平致中国中医科学院成立60周年贺信》，《人民日报》2015年12月23日。

卫生管理与技术评价

健康中国研究（第一辑）

第 127~141 页

长期护理保险制度区域协调发展的 困境和路径研究[*]

钟仁耀　孙　昕^{**}

摘　要　为了积极应对人口老龄化，我国在一些地区开始试点长期护理保险制度。但长期护理保险制度试点建设过程中区域不协调的矛盾越发凸显，这不利于公共服务均等化和全面小康社会目标的实现。从区域协调维度剖析长期护理保险制度建设中存在的问题及其原因，发现制度建设在区域之间差异较大，当前还面临着许多困境。针对这些问题与困境，本文设计了长期护理保险制度全国区域协调发展的基本路径。

关键词　长期护理保险　区域协调　社会公平　人口老龄化

一　引言

党的十九届五中全会提出实施积极应对人口老龄化的国家战略方

---

*　本文为国家哲学社会科学基金重点项目"积极应对人口老龄化的社会养老服务制度城乡统筹和区域协调发展战略研究"（21AZD076）、国家自然科学基金"社区基本养老服务可及性研究"（71573089）阶段性成果。
**　钟仁耀，华东师范大学公共管理学院教授；孙昕，华东师范大学公共管理学院研究生。

针，把积极应对人口老龄化上升为与科教兴国、乡村振兴、健康中国等并列的最高层级的国家战略，使之成为党和国家的中心工作之一，这是党中央科学研判我国人口老龄化新态势，深刻分析我国经济社会发展新形势，审时度势做出的重大战略部署，具有里程碑、划时代的意义。

我国的人口老龄化具有规模大、速度快、城乡不平衡和区域不均衡等基本特征；其中，人口老龄化的区域不均衡对长期护理保险制度建设的要求产生了各种影响。当前我国长期护理保险制度建设正处于试点阶段，并取得了一定成效；但同时也存在诸多问题，其中最突出的是区域不协调问题，这从一个侧面反映了老年群体日益增长的美好生活需要与长期护理保险制度发展不平衡不充分之间的矛盾，今后这个矛盾将更为凸显。

学术界长期以来关注我国的长期护理保险制度建设，并取得了比较丰硕的学术成果。戴卫东提出了我国应该建立理性的长期护理保险制度，并遵循先行示范、政府主导、参保收益、质量与监督等原则，以增强该制度所产生的社会经济效益。[①] 朱铭来等比较了上海、青岛、长春、南通这四个城市在参保对象、筹资渠道、服务机构、服务项目之间的差异，并建议在完善相关法律法规的基础上建立适合我国国情的长期护理保险制度，提高护理人员的素质。[②] 曹信邦提出了中国实行长期护理保险制度的理论逻辑与现实路径，指出中国建立长期护理保险制度要循序渐进，克服许多现实的困境。试点阶段实施以来，许多学者对试点的发展阶段也进行了分析。[③] 胡苏云利用上海地区的研究调查报告，发现长期护理保险制度存在服务项目设置不合理且存在内容重叠、服务定价不合理、专业医疗护理人员缺乏等问题。因此提出在全面推行长期护理保险制度时，应该进一步完善相关的长期护理保险服务体系。[④] 卢婷对中国 15 个试点城市进行了梳理，分析得到目

① 戴卫东：《长期护理保险：中国养老保障的理性选择》，《人口学刊》2016 年第 2 期。
② 朱铭来、郑先平：《我国长护险发展实践》，《中国金融》2017 年第 21 期。
③ 曹信邦：《中国长期护理保险制度构建的理论逻辑和现实路径》，《社会保障评论》2018 年第 4 期。
④ 胡苏云：《长期护理保险制度试点实践——上海案例分析》，《华东理工大学学报》（社会科学版）2018 年第 4 期。

前我国长期护理保险初步理论制度框架已经形成的结论，并形成了不同的地方特色，但在筹资机制、服务内容等方面还存在问题。① 但学术研究仍存在一些不足，其中不足之一是从区域协调维度研究分析我国长期护理保险制度试点建设的学术成果不多。

二　长期护理保险制度的实施现状及问题

（一）　实施现状

人口老龄化对老年人的最重要影响之一是健康问题。随着人口老龄化，患慢性病的老年人越来越多；随着人均寿命的延长，老年人个体的非健康年龄在增长，2019 年我国平均预期寿命为 77 岁，平均健康年龄为 67 岁左右，非健康年龄为 10 岁左右。如何缩短非健康年龄，让每一位老年人的健康年龄尽可能地延长已经成为一个严峻的课题。另外，还要保证处于非健康年龄阶段的老年人得到生活、医疗和精神等方面很好的照护，让他们每一个人都过上有尊严的生活，优雅地老去。

同时随着人口老龄化，失智失能老年人越来越多，根据中国老龄科学研究中心的调查，2015 年底我国失能老年人数超过了 4000 万，几乎每 5 个老年人中就有 1 个是失能的。② 据估计，失智老年人大概在 1000 万。失智失能老年人合计超过 5000 万。③ 在这种背景下，2016 年 7 月颁布了《人力资源社会保障部办公厅关于开展长期护理保险制度试点的指导意见》，决定于 2017 年开始在上海市等 15 个地区进行长期护理保险制度的试点；2020 年 9 月国家医保局会同财政部印发《关于扩大长期护理保险制度试点的指导意见》，决定把试点地区扩大到 28 个城市。

目前，各地还处于试点过程中。由于中央下放试点权力，各地自行制定试点政策，并实行属地化管理。不仅各地试点政策五花八门，区域之间长期护理保险政策差异较大，而且政策执行上具有封闭性，失智失

----

① 卢婷：《我国长期护理保险发展现状与思考——基于全国 15 个城市的实践》，《中国卫生事业管理》2019 年第 1 期。

② 《昱言盘点：2018 年度养老产业十组关键数据》，新浪网，http：//k. sina. com. cn/article_6586575291_1889729bb00100h16b. html？from＝news。

③ 《全国失能老人 4 千万 老年人健康状况不容乐观》，搜狐网，https：//www. sohu. com/a/115802255_116897。

能老年人跨地区流动时无法享受居住地的相关长期护理保险待遇。

（二）存在的问题

最近在许多地方试点的长期护理保险制度的主要目标之一是通过提供生活照料服务和医疗护理服务，从而强化老年人的身体康复和生活幸福感，但我国长期护理保险制度还存在诸多问题。

第一，仅仅是在一些地方进行试点，没有正式施行，全体老年人并没有从这个制度中享受到均等福利。除此之外，已有该项制度的地区在覆盖人群（除涵盖城镇职工参保人群外是否涵盖其他居民）、筹资方式（是否享受财政补贴）、评估标准（失能等级是否参考国际评估量表）、服务范围（是否同时提供居家护理和机构护理）等方面也存在差异，为后续进一步推进长期护理保险制度的全国统筹造成较大的困难（见表1）。

表 1　15 个试点地区的长期护理保险制度比较

	试点地区	覆盖人群	筹资方式	评估标准	服务范围
东部	上海市	√			√
	河北省承德市		√	√	√
	浙江省宁波市		√	√	
	广东省广州市			√	√
	江苏省南通市	√	√		√
	江苏省苏州市	√	√		√
	山东省青岛市	√	√（居民无）		√
	吉林省长春市	√		√	
中部	黑龙江省齐齐哈尔市			√	
	安徽省安庆市		√	√	√
	江西省上饶市	√	√		√
	湖北省荆门市	√	√		√
西部	重庆市			√	√
	四川省成都市		√		√
	新疆维吾尔自治区石河子市	√	√（职工无）	√	√

资料来源：笔者根据试点地区的政策梳理自制。

第二，各地自主设计长期护理保险制度而导致制度上差异较大，这种差异大主要体现在区域之间，不同的老年人享受着不同的待遇水平，这个问题不仅表现在服务项目上的差异，还体现在服务水平上的差距，甚至还表现为经济负担上的差异。《中国卫生健康统计年鉴2019》显示，截至 2018 年，东部地区占比最低，为 7.44%，中部地区占比最高，达到 9.15%，西部地区次之，占比为 8.56%。以上数据体现了区域之间居民在医疗需求和经济负担上的差异，同时也体现了医疗保障政策的供给与医疗支出需求的错配。

第三，医疗护理人员短缺以及专业水平不高，带来医疗护理服务供给不足和提供的服务质量不高，并没有发挥该制度保障水平的优势；长期护理保险制度建设的目标不仅要解决老年人个人服务支付能力不足的问题，而且主要提供高质量的生活照料服务和医疗护理服务；目前提供的不仅是低质量的生活照料服务，而且由医疗护理人员的短缺而带来医疗护理服务供给严重不足。《中国卫生健康统计年鉴 2019》显示，截至 2018 年，我国城市地区医疗卫生技术人员占比达到 54.53%，东部地区医疗卫生技术人员占比达到 44.14%，而中部和西部农村地区的医疗卫生技术人员占比均不超过 15%。

第四，目前该制度还缺乏预防功能，许多试点地区设计长期护理保险制度时没有充分考虑预防功能，从而导致制度本身存在缺少预防功能的制度性缺陷。失智失能是一个不可逆的过程，我们能做的是减缓这种进程；要做到这一点，做好预防是关键。

三　导致问题的原因分析

长期护理保险制度区域之间不平衡的问题，带来了老年人在参保、享受待遇等方面的不公平性。导致这个问题的原因多种多样，并且各种原因交织在一起共同发生作用，但主要原因有以下几个方面。

（一）人口老龄化城乡区域的不平衡

人口老龄化在区域之间的不平衡分布，直接影响区域之间老年人对支付保障和服务保障的要求也不同，而且人口流动加剧了以户籍为基础的长期护理保险制度建设区域之间的分割和制度的碎片化，这种长期护理保险制度建设思路已经不符合人口老龄化区域之间的差异化以及人口流动的实际情况。

第一，户籍人口老龄化在区域之间存在不平衡，为了保证公正公平，要求长期护理保险制度具有开放性和包容性的特征，缩小区域之间长期护理保险制度上的不平衡。第二，随着人口流动的加速，人户分离越来越成为一种普遍的社会现象，常住人口老龄化在区域之间更加趋于不平衡状态，这种状态加剧了长期护理保险制度区域之间的不平衡。

《2020 中国统计年鉴》数据显示，当前劳动年龄人口占比最高的是北京，天津、内蒙古居于第二、第三位；老龄化程度较深的东北地区，劳动年龄人口占比并不低；相反，中西部一些人口大省的劳动年龄人口占比普遍较低。从 31 个省区市的数据来看，北京、天津和长三角省市吸引大量外来青壮人口流入，而成为劳动年龄人口占比排名较高的地区。[①] 劳动年龄结构的这种区域化差异化深刻影响各地的长期护理保险制度建设，同时迫切需要改变当前长期护理保险制度的基本框架，保证每一位老年人平等地享受长期护理保险制度所带来的福利。从各个地区的老年人口分布情况可以看出，上海市 65 岁及以上人口占比最高，达到 16.26%，山东省的老年抚养比最高，达到 23.82%。这其中，除了出生率和死亡率的影响，人口流动是造成区域老年人口情况差异的主要原因（见表 2）。

表 2 我国老年人口占比与抚养比排名前十的地区

单位:%

地区	65 岁及以上人口占比	地区	老年抚养比
上海	16.26	山东	23.82
辽宁	15.92	四川	23.20
山东	15.84	重庆	22.61
四川	15.74	上海	22.07
重庆	15.35	辽宁	21.55

---

① 《延迟退休脚步渐近，31 省份各有多少劳动年龄人口?》百度网，https://baijiahao.baidu.com/s? id=1685463948634287554&wfr=spider&for=pc。

续表

地区	65岁及以上人口占比	地区	老年抚养比
江苏	15.08	江苏	21.20
浙江	14.03	安徽	20.73
安徽	13.97	湖南	19.66
黑龙江	13.78	河北	19.32
吉林	13.29	浙江	19.25

资料来源：《中国统计年鉴2020》。

一方面，中西部地区的年轻人向东部地区流动，农村年轻人向城市流动，导致中西部地区和农村的常住人口老龄化程度急剧加深；另一方面，随着第一代独生子女父母进入老年以后，跟着子女随迁的老年人越来越多，形成了我国比较独特的"老漂族"现象，随着人口流动的加速，人口老龄化在区域之间变得更加不均衡。长期以来，我国的整个社会保障体系建设以户籍为基础来进行，这样就产生了长期护理保险制度和政策在区域之间的分割，这种分割不仅导致了长期护理保险待遇水平上的较大差异，而且带来了较大的不公平，最终会影响老年人的高质量生活和小康社会的全面实现。

（二）分灶吃饭的公共财政体制

1994年，我国通过税制改革确立了现行的分税制，这种分税制俗称为分灶吃饭制度。在这种税制下，明确了中央与地方之间税种和税收的分配。在当时，这种分税制有其合理性和科学性。但随着社会经济的发展以及广大居民对公共服务需求的日益增长，各级政府越来越重视建设各类公共服务设施以及提供各种公共服务，以便满足广大居民的各类需求，全面提高他们的生活质量。我国公共服务建设的一个特点就是大部分公共服务是由地方具体负责，这不仅意味着地方政府负责各类公共服务政策的制定，而且还要提供各类公共服务并承担相应的财政支持。

在这种背景下，原来1994年确立的比较合理的分税制开始变得不太合理，与地方承担大量公共服务之间显得不太匹配，即事权与财权的不匹配。第一，表现为中央与地方之间的财权与事权上的不协调，在财权分配上中央所占比重为60%左右，但在事权上地方所占比重为

80%左右。第二，地方与地方之间财政收入水平差距较大，虽然中央政府对经济欠发达地区有财政转移支付，但各地经济发展水平差异较大，必然会带来各地的财政收入差距较大。在如此的财政收入分配格局下，经济欠发达地区由于没有强大的财力支持，当地的长期护理保险制度建设必然会比较欠缺，成为稀少资源，而经济发达地区则相反。

（三） 公共事务权的过度下沉

我国长期护理保险制度建设的一个特点是决策权和执行权的下沉，这个特点贯穿我国试点过程的整个时期。这种做法具有较大的优势，第一，反映了各地社会经济发展水平差异较大的一个事实，难以制定全国统一的政策。第二，我国幅员辽阔、情况复杂，当地政府对本地实际情况比较熟悉和了解；只有发挥当地政府的积极性，才能制定出符合当地实际情况的长期护理保险政策。第三，只有发挥地方政府的主观能动性，才能快速地制定出长期护理保险政策并迅速实施，让广大居民从中得益。

虽然中央政府也出台了长期护理保险制度建设方面的文件，但文件中内容往往都是指导性和原则性的。中央政府指明了长期护理保险制度建设的基本方向，并搭建了一个整体性框架，但在整体性框架中具体政策如何制定、政策如何实施等都由地方政府来负责。这种中央与地方之间的事权分工有一定的合理性并有较充分的依据。

但这种事权的分工也带来了一些负面的影响，而且随着老年人对长期护理保险需求的不断增长，经济欠发达地方政府在长期护理保险制度建设上不堪重负，尤其在财政负担上更是如此。这就造成了经济欠发达地区与经济发达地区之间长期护理保险制度建设上的较大差距，尤其是由财力的不同带来的保障水平差异较大。这种情况既不符合中央一贯坚持的公共服务均等化原则，又带来了各地老年居民享受着不同的长期护理保险权益，尤其保障水平的较大差距造成了他们之间的不公平性。

（四） 城乡区域社会经济发展不平衡

我国社会经济发展差异较大不仅表现在城乡之间，而且还体现在区域之间。造成这种状况的原因不仅有自然条件，而且还有人文环境。由于我国区域之间自然条件的不同，各地发展经济的基础条件差异较大，有些地方由于自然环境恶劣，难以发展社会经济；但有些地方具有得天独厚的自然条件，容易发展社会经济，这也是一个客观的事实。同时，我国地域辽阔，各种生活习惯、发展理念等人文环境也差异较大，不同的文化会带来社会经济发展较大的差异。尤其是比较落后的工作观念、与国际接轨缺乏迫切性等都会导致社会经济发展的滞后性。

通过分析不同区域之间的医疗机构配置情况，可以了解各区域建立长期护理保险制度的前提基础。首先是医疗机构数量在区域之间的配置情况。东部地区的医院机构数量最多，包括综合医院、中医医院、专科医院等，基层医疗机构数量占比也是最大的，主要包括社区卫生服务中心、街道卫生院、村卫生室等；但是西部的专业公共卫生机构的数量占比最大，达到36.47%，主要由疾病预防控制中心、专科疾病防治院、妇幼保健院等构成。相比西部地区，反而中部地区的医疗机构数量较少（见图1）。

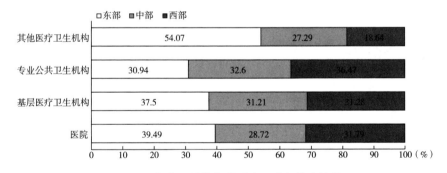

图1 2018年各区域的各类医疗卫生机构占比情况

资料来源：《中国卫生健康统计年鉴2019》。

其次，通过不同床位分组的医疗机构数量可以看出，东部地区的医疗机构的容纳量也高于中部和西部地区，但是西部地区比中部地区的容纳量更高。中部地区的人口迁移量大于西部地区，这就导致留守在家中的老年群体在生命周期后期的医疗需求得不到合理满足（见图2）。

区域之间社会经济水平发展差距较大，也带来了区域之间长期护

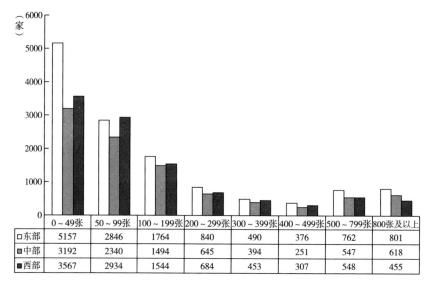

图2 2018年各区域按床位数划分的医疗机构数量

资料来源：《中国卫生健康统计年鉴2019》。

	0～49张	50～99张	100～199张	200～299张	300～399张	400～499张	500～799张	800张及以上
东部	5157	2846	1764	840	490	376	762	801
中部	3192	2340	1494	645	394	251	547	618
西部	3567	2934	1544	684	453	307	548	455

理保险制度建设的不同。当前长期护理保险制度建设在区域之间存在较大差距，也比较客观地反映了我国的具体国情。客观条件的不同，必然会带来一个区域之间长期护理保险制度建设上的差异，这种差异我们既要尊重和承认，也要认真对待。我们很难改变自然条件，但需要解决一些人文环境问题，如有些地方需要抛弃一些落后的工作理念和工作方式，真正重视民生工作，把"以人民为中心"真正落到实处。

四 未来区域协调发展的基本思路

为了解决区域协调发展中的问题并实现发展目标，在长期护理保险制度建设上，中央必须采取全国一盘棋，彻底解决区域之间分别建设长期护理保险制度的问题，牢固树立长期护理保险制度建设坚持社会公平的第一根本原则，实行全国性的长期护理保险制度建设规划。

（一）精准把握区域人口老龄化分布格局趋势

精准把握人口老龄化城乡区域分布格局趋势，这是我国缩小区域之间长期护理保险制度建设差距的一个基础性的前提条件。

第一，精准预测我国人口老龄化的总体趋势，尤其要预测和分析至 2035 年我国户籍人口老龄化的发展趋势，分别预测 60 岁及以上、65 岁及以上和 80 岁及以上的人口老龄化趋势，因为不同年龄层次的老年人对长期护理保险制度建设的要求也不尽相同。

第二，准确分析未来人口老龄化区域分布格局变化，婴儿出生率和老年人平均寿命的不同，导致区域之间的户籍人口老龄化有较大的差异；同时经济欠发达地区的年轻人向经济发达地区的自由流动，进一步加剧了常住人口老龄化区域之间的差异化，尤其要把握至 2035 年户籍人口老龄化和常住人口老龄化在区域之间的分布格局趋势。

（二）改革现有长期护理保险供给服务事权格局

2020 年 5 月，中共中央、国务院发布《关于新时代加快完善社会主义市场经济体制的意见》，明确提出优化政府间事权和财权划分，建立权责清晰、财力协调、区域均衡的中央和地方财政关系，形成稳定的与各级政府事权、支出责任和财力相适应的制度。我国长期护理保险制度建设在区域之间的差异，主要是由现行的公共财政体制和公共服务事权不合理的分工所导致的，尤其是后者。为了实现区域之间长期护理保险制度建设上的均衡发展，大量的公共服务事权从地方政府上浮到中央政府。

第一，由中央政府制定全国统一的长期护理保险政策，这里要强调的是政策和制度规定上的统一，而不是指保障水平上的相同性。也许有人认为我国地域辽阔、社会经济发展差异大，不可能制定全国统一的长期护理保险政策。各地社会经济发展差距大是一个不争的客观事实，在一定程度上会阻碍全国统一长期护理保险政策的制定。但这也不是一道无法跨越的鸿沟，从政策规定和制度建设上全国统一是能够做到的，而且是容易实现的。

第二，由中央承担大量的长期护理保险制度建设的财权。当前的分税制下，中央具有较大的财权，同时事权较少。首先要理清中央与地方之间长期护理保险制度建设的责任界限，中央应该承担决策权，地方只有执行权。同时，由中央决策的长期护理保险制度建设的财政支出主要由中央政府来承担，改变目前主要由地方政府承担的格局。

只有这样，才能保证全国一盘棋，从根本上解决区域之间长期护理保险制度建设上的较大差距问题。

（三）　秉持经济与民生同等重要的基本理念

区域之间长期护理保险制度建设上的较大差异，除了与财政实力有关以外，还与一些地方政府的工作理念和工作方式密切相关。长期以来，我国的工作重点是发展经济，随着广大居民对自身生活质量要求的不断提高，中央政府高度重视公共服务建设及其均等化；但有些地方政府还是秉持"唯经济"理念，不太重视民生工作，对长期护理保险制度建设主观上相对忽视，而且这种现象在一些经济欠发达地区比较普遍，因此，地方政府一定要像重视经济发展那样主抓长期护理保险制度建设。

（四）　坚持制度全国统筹的基本路径

户籍人口老龄化尤其常住人口老龄化在区域之间分布格局的不同，带来了区域之间长期护理保险支付要求不同、抗风险能力的不同，并对各种服务需求也会不同。为了实现不同区域老年人都能享受高质量的长期护理服务，过上小康社会的晚年生活，要求未来长期护理保险制度在区域之间政策制定和服务管理上更加包容和开放，破除以户籍为基础的长期护理保险制度格局，逐步扩大到常住人口，至 2035 年真正实现长期护理保险制度在区域之间协调、均衡发展。实现上述目标，要做到以下两点。

第一，为了积极应对人口老龄化，全面实现小康社会，应该将长期护理保险制度建设上升为一项中长期发展战略。长期护理保险制度区域协调发展的基本路径是要实现全国社会统筹。全国统筹是指制度安排上的统一，而不是指各项待遇水平的统一。

第二，要彻底解决长期护理保险制度在区域之间建设上的差异，关键之一是要改变现行的决策模式，把长期护理保险政策决策上浮，否则，难以解决区域之间的不平衡问题。考虑到我国的具体国情，我们认为应该坚持分两步：第一步把长期护理保险制度建设的决策权上浮到省级政府（2025 年），第二步逐步过渡到中央政府统一决策并制定实施细则（2035 年）。

五　区域协调发展的制度设计

我国未来长期护理保险制度建设的主要任务是从现有的"低质量"服务向未来"高质量"服务发展，其基本路径之一就是区域协调发展。作为老年人服务质量保障中的一个重要制度，长期护理保险制度未来发展目标就是保证每个老年人享受高质量的服务。要实现这一目标，长期护理保险制度建设目标就是实行全国统一的制度。

（一）确定全国统一的实施范围

试点地区长期护理保险制度的实施范围差异较大，应该确定全国统一的实施范围并分两步走。第一步，规定60岁及以上并失智失能等级中度及以上的老年人，不分城乡；第二步，逐步把残疾儿童和残疾成年人也纳入制度的实施范围。

（二）建立全国统一的失智失能等级评估机制

当前，部分试点地区并没有实行失智失能等级评定，这就使得长期护理保险制度实施效果受到很大影响。全国应该尽快制定失智失能等级评定机制，包括评估量表、评估人员、评估程序，并且失智评估和失能评估量表实行分开。

（三）缴费比例的全国统一

当前，部分试点地区长期护理保险基金来自基本医疗保险基金，这不利于长期护理保险基金和基本医疗保险基金的可持续发展。全国应采用统一的缴费比例，纳税人按照当地的社会平均工资缴纳1%的护理保险费，缴费困难的人员可以申请减免。另外，规定国家财政补贴比例应占到长期护理保险基金来源的25%及以上。

（四）服务内容的全国统一

当前，试点地区长期护理保险制度的服务内容差异较大。今后全国应该采用统一的基本服务内容表，主要包括生活照料服务、医疗护理服务和精神慰藉服务三个方面，其中重点是医疗护理服务。

（五） 服务人员和护理机构准入标准的全国统一

为了保证长期护理保险制度所提供服务的高质量，满足老年人的基本服务需求，对提供服务的服务人员和服务机构分别制定全国统一的准入机制，这样既可以实现服务的专业化，又能够做到管理上的规范性。

（六） 待遇支付水平的全国统一

当前试点地区的长期护理保险报销待遇水平差异较大，今后全国应该采用统一的待遇支付水平。同时对机构护理和居家护理可以实行不同的报销比例，对机构护理所发生的费用，老年人承担 30%；居家护理的费用，老年人承担 20%；其余都由护理保险基金支付。

（七） 支付方式的全国统一

借鉴国外的主要经验，并为了保证制度实施的有效性和针对性，全部实行实物支付，即直接提供长期护理服务，而尽量不采用现金支付方式。因为采用现金支付容易导致现金用于其他方面，而不用于长期护理服务。

（八） 实行全国统一的监管机制

全国统一制定长期护理保险制度的监管机制，实行政府、社会和老年人及其家属三位一体的监管机制，避免违规违法现象的发生。这种监管机制包括监管主体、监管内容和监管路径，其中重点是要明确政府、社会力量和老年人及其家属三方的责任，以及搭建畅通的监管平台。

（九） 设定预防等级

按照《国务院关于实施健康中国行动的意见》要求，未来 10 年，要降低老年人失智失能发生率，将失智失能的发生尽可能延迟到生命的终末期。要实现这一目标，有效的干预和治疗方法至关重要，对于失智失能的预防更是其中关键的一环。做好老人失智失能的预防，不仅是老年人自己的事，也需要家庭、社会共同重视和参与。因此，从如何提高全社会的失智失能预防意识，推动失智失能预防关口前移的具体措施入手，探讨长期护理保险各参与主体之间的角色依附关系、权责问题。可以借鉴日本的做法，设立两个预防等级，对于没有达到中度等级但有轻度失智失能的老年人，给予一定的支援，防止失智失能进程的快速化，从而降低长期护理费用，提高老年人的生命质量。

健康中国研究（第一辑）

第 142~169 页

中国医疗卫生资源配置实证研究[*]

郑继承[**]

摘　要　医疗卫生事业是实际承担国民保健与健康资本投资的主要领域，医疗资源配置的均衡化是公共服务均等化的前提和基础。然而，随着城镇化的加速推进，中国医疗卫生资源的稀缺性对传统的经济社会发展模式和资源配置路径构成了强约束，医疗卫生资源在区域之间、城乡之间、群体之间形成了一定的分化，医疗卫生资源配置呈现较为严重的失衡状态，全面建立中国特色基本医疗卫生制度、医疗保障制度和优质高效的医疗卫生服务体系的总体目标与现实医疗卫生资源配置失衡之间的矛盾随着城镇化快速提升有持续加大的趋势。新时代医疗卫生资源配置方式应统筹考虑经济发展规律、社会发育程度、财政承受能力、公众整体需求、市场竞争环境等因素，通过构建统一的医疗卫生资源配置财政投入制度，有机整合现有的医疗保障体系，推进医疗卫生资源对口帮扶机制建设，提高医疗卫生资源配置的全民参与性等措施，实现医疗卫生资源配置均衡化与合理化。

---

[*] 本文为国家社会科学基金项目"欠发达地区城镇化推进中医疗资源配置失衡与机制重构研究"（15CJY028）、云南省哲学社会科学创新团队重点项目"中国特色反贫困理论研究"（202104）阶段性成果。

[**] 郑继承，复旦大学马克思主义学院博士研究生，云南省中国特色社会主义理论体系研究中心研究员。

关键词　健康中国　医疗卫生资源　公共服务均等化

一　引言

城镇化与医疗卫生资源，看似两个相对独立的概念，却通过"人"将二者联系到一起。城镇化，更多承载的是经济快速发展与人口的聚集，偏重于经济发展方面；医疗卫生资源，更多承载的是民生职责与人口基本健康权的体现，偏重于社会保障方面。新中国成立70多年来，中国城镇化水平和质量得到了显著的提升，在城镇化快速增长的同时，公共消费需求也在高速增长，居民对基本公共医疗卫生服务的需求也呈现同步增长的趋势。然而，城镇化使得一部分农村居民转变为城镇居民，在政府和社会没有同比例增加城镇医疗卫生服务供给的情况下，快速城镇化必然导致今天的城镇医疗卫生服务总需求大于总供给，而农村地区则呈现医疗卫生服务总供给大于总需求的局面，这一矛盾加剧了医疗卫生资源配置的非均等化，区域之间、城乡之间、城市之间、人群之间的医疗卫生资源配置失衡越来越突出。近年来，这一问题逐渐得到了国家相关部门的关注，政府部门在医疗卫生事业的财政投入也显著增加，且增加的幅度越来越大，增加的周期也具有连续性，特别是对西部地区、欠发达地区、贫困地区、农村地区的医疗卫生资源投入力度空前巨大，其目的是保障区域之间医疗卫生资源配置的相对均衡。

对于医疗卫生资源配置而言，主流观点认为医疗卫生资源的配置状态只有均衡配置和非均衡（失衡）配置两种可能性。所谓的医疗卫生资源均衡配置，主要体现在①机会均等、②结果均等、③自由选择权三者的统一。机会均等，旨在强调居民对基本医疗卫生服务获得的可能性，所有居民获得基本医疗卫生服务的可能性是相同的，不会因为任何因素而存在偏差。也就是说，居民获得基本医疗卫生服务的可能性与其收入水平、支付能力、居住位置、身份地位等因素之间不存在直接关系。结果均等，旨在强调获得基本医疗卫生服务质量的同质化。在不损失效率的前提下，任何居民均能够获得相对均等的基本医疗卫生服务，基本能够满足居民日常生活对健康的需求。结果均等具有三个显著的特征，即阶段性、动态性、分层次性，且结果均衡的水平可能受相关因素的影响，因时间、地点及阶段的不同其结果存在一定的差异，在不同的发展时期具有不同的评判标准。自由选择权，旨在强调基本医疗卫生服务的自由流动性，居民能够根据自己的意愿来自由选择医疗卫生机构提供的医疗卫生服务。但是，绝对的自由是不存在的，绝对的自由选择也是不存在的。同样，医疗卫生服务自由选择也是在区域差异、城乡差异、阶段差异存在的大前提下，保证大部分居民所享有的医疗卫生服务相对一致。

根据福利经济学的相关理论，社会所追求的医疗卫生资源均衡配置状态，应该是"社会成员无论其所住的地理区位如何、所拥有的财富如何、所处的社会阶层如何，所获得同质量的基本医疗卫生服务的机会是相同的，都能够享受无差别化的医疗卫生服务，并不是分摊本可避免的健康权利方面的损失"这样一种理想的状态。虽然这种状态是一种理想的状态，却是世界上所有国家（无论是发达国家，还是发展中国家）都努力去追求实现的终极目标。

发达国家历来都十分重视医疗卫生资源的配置问题，在发展过程中建立了相对完善的医疗保障体系。发达国家的医疗卫生资源配置相对均衡，从而也就导致国外学者对医疗卫生资源配置的非均衡性研究相对较少。不过，通过对相对较少的国外研究文献的梳理，发现国外学者主要是基于横向公平与纵向公平两个维度来研究医疗卫生资源配置的非均衡性的。所谓的横向公平，指的是在某种医疗卫生资源配置下，所有居民对医疗卫生服务的需求都能够得到满足；所谓纵向公平，指的是在某种医疗卫生资源配置下，不同收入水平的居民可以获得不同层次的医疗卫生服务。国外学者在横向公平和纵向公平的基础上，更加强调医疗卫生服务的可获得性和医疗卫生资源分配的可及性。[①]

于中国而言，医疗卫生资源配置失衡已是不争的事实。那么，医疗卫生资源配置失衡产生的根本原因是什么呢？大部分研究结论认为，导致医疗卫生资源配置失衡的核心因素是公共财政制度的不合理，导致财政政策的多维性与复杂性，具体体现在国家在医疗卫生事业上财政投入

---

① Oliver A., "Equity of Access to Health Care: Outlining the Foundations for Action," *Journal of Epidemionlogy and Community Health*, No. 8 (2004): 655-658.

的总体规模不足、财政资金在城乡之间的分配不均衡、稳定的财政投入机制相对缺失等方面。1994 年，中国财税体制在党中央"全面推进、重点突破"的总体战略指导下进行全方位的改革，税种的划分共分为三种，即中央税、地方税、中央与地方共享税，这三部分构建成中央与地方两套基本的税收管理制度，并分设中央与地方两套税收机构分别征管（也就是"分税制改革"）。这在一定程度上削减了县级财政和乡（镇）级财政的供给能力，导致中国最基层政府的财力与事权很难匹配，这是财税体制改革最大的缺陷。对于基本公共服务产品的供给而言，分税制改革之后对基本公共服务产品的供给形成了自上而下式的供给模式，从而导致了基本公共服务产品供给的低效性。还有一部分研究成果显示，政府在医疗卫生资源配置过程中采取的是"一刀切"的政策，并没有区分发达地区与欠发达地区、沿海地区与内陆地区。发达地区医疗卫生条件基础好，资源的配置相对均衡，而欠发达地区医疗卫生基础薄、条件差，"一刀切"的政策对发达地区而言是锦上添花，对欠发达地区而言却是杯水车薪。因此，从政策设计层面看，"一刀切"的医疗卫生事业发展政策也成为医疗卫生资源配置失衡的另外一个核心因素。此外，因地区经济发展水平的不同，加之激励机制的不健全（可以说，空有激励机制，很难落到实处），造成城镇医疗卫生资源和农村医疗卫生资源的流动性和共享性较弱，医疗卫生资源投入经初次分配而带来的差距在后期造成的城乡医疗卫生资源配置不均衡，这一现象基本上很难逆转。也有部分国外学者认为，医疗卫生市场存在"信息不对称"和"逆向选择"的经济学现象，医疗卫生服务的供给和需求很难稳定，从而产生了医疗卫生资源配置的非均衡性。[1]

二 理论综述

理论界对医疗卫生资源配置的研究，大部分集中于城乡维度。长期以来，由于中国城乡二元结构的特征，医疗卫生资源配置在城乡之间的布局呈非均衡状态，医疗卫生资源的可及性在城乡之间呈严重不

---

[1] Arrow K. J. , "Uncertainty and the Welfare Economics of Medical Care," *American Economic Review*, No. 5 (1963): 941–973.

平等状态。医疗卫生资源配置的非均衡性主要体现在财政对医疗卫生事业支出的城乡不平衡[①]、医疗卫生人力资源在城乡分配的不平衡[②]、医疗卫生物资在城乡分布的不平衡[③]。随着经济的快速发展，医疗卫生资源在城乡之间的配置失衡情况越来越显著，尤其是人力资源的差距呈扩大趋势。[④] 代英姿和王兆刚将这种非均衡归因于中国医疗体制改革引起的资源配置方式转变。

近年来，医疗卫生服务体系的资源配置与利用也引起学者关注。医疗卫生资源配置的结构性矛盾主要是城乡之间、城市大医院和基层医疗卫生组织之间的两极分化。[⑤] 大型公立医院不合理的规模扩张限制了其他医疗卫生机构的发展[⑥]，行政等级化的医疗卫生体系使基层医疗卫生机构处于等级最低端[⑦]。中国基层和上层医疗资源的层级间配置不合理，且均具有空间聚集性。

综上看出，已有文献主要集中于城乡或区域差距，而对纵向医疗卫生服务体系的关注相对较少；医疗卫生资源配置失衡的研究多停留在数量非均衡层面，深层次的质量非同质问题仍需深入研究；现有研究在回答中国医疗卫生服务体系中城镇医疗卫生机构和基层医疗卫生机构的医疗卫生资源配置综合情况、医疗卫生资源配置如何影响其利用效率等问题时，仍显乏力。有鉴于此，本文尝试从以下方面创新。第一，基于泰尔指数模型和修正加权变异系数模型来研究中国医疗卫生资源配置问题。第二，针对医疗卫生资源配置失衡的原因进行探究，主要从医疗卫生资源的投入、效率、产出、受

---

① 冯海波、陈旭佳：《公共医疗卫生支出财政均等化水平的实证考察——以广东省为样本的双变量泰尔指数分析》，《财贸经济》2009 年第 11 期。

② 管仲军、黄恒学：《公共卫生服务均等化：问题与原因分析》，《中国行政管理》2010 年第 6 期。

③ 代英姿、王兆刚：《中国医疗资源的配置：失衡与调整》，《东北财经大学学报》2014 年第 1 期。

④ 杨林、李思赞：《城乡医疗资源非均衡配置的影响因素与改进》，《经济学动态》2016 年第 9 期。

⑤ 吕国营：《从两极分化到均衡配置——整合城乡医疗资源的一种基本思路》，《经济管理》2009 年第 12 期。

⑥ 王文娟、曹向阳：《增加医疗资源供给能否解决"看病贵"问题？——基于中国省际面板数据的分析》，《管理世界》2016 年第 6 期。

⑦ 杜创、朱恒鹏：《中国城市医疗卫生体制的演变逻辑》，《中国社会科学》2016 年第 8 期。

益、居民偏好五个方面进行数量化模拟。2020 年 10 月 29 日，党的十九届五中全会审议通过的《中共中央关于制定国民经济和社会发展第十四个五年规划和二〇三五年远景目标的建议》中强调"坚持基本医疗卫生事业公益属性，深化医药卫生体制改革，加快优质医疗资源扩容和区域均衡布局，加快建设分级诊疗体系，加强公立医院建设和管理考核，推进国家组织药品和耗材集中采购使用改革，发展高端医疗设备"。本文研究结论对于未来合理配置医疗卫生资源纵向流动，提高资源结构性利用效率，推进分级诊疗制度具有一定的参考意义。

三　研究设计

（一）指标结构

按照医疗卫生资源的属性，将医疗卫生资源划分为物力资源、人力资源、财力资源三个具体类别。在对这三个类别进行指标选取时，考虑统计指标具有代表性、稳定性、可得性，医疗卫生物力资源指标用千人床位数、万元以上设备台数来表征，医疗卫生人力资源采用千人执业医师数、千人注册护士数来表征，医疗卫生财力资源用政府卫生支出占 GDP 比重、政府卫生支出占财政支出比重来表征（见表 1）。

表 1　医疗卫生资源配置指标结构

类别	指标	单位	经济含义
物力资源	千人床位数	张	反映医疗卫生机构提供病床的相对数量
	万元以上设备台数	台	反映医疗卫生机构医疗设备的拥有量
人力资源	千人执业医师数	人	反映医疗卫生机构专业技术人员的容量
	千人注册护士数	人	反映医疗卫生机构专业技术人员的容量
财力资源	政府卫生支出占 GDP 比重	%	反映国家对医疗卫生事业投入的情况
	政府卫生支出占财政支出比重	%	反映政府在医疗卫生事业发展上的重视程度

（二） 数据来源

按照指标结构，选取了中国 2007～2016 年共 10 个年度的统计数据。数据来源于 2008～2017 年各年度的《中国卫生和计划生育统计年鉴》和《中国统计年鉴》。为了便于比较，在模型中对城乡医疗卫生资源配置差距的判断采用城乡比进行分析，针对城乡千人床位数、万元以上设备台数、千人执业医师数、千人注册护士数四个指标进行换算（见表2）。

表2　2007～2016 年中国医疗卫生资源配置指标结构城乡比

年份	物力资源		人力资源		财力资源	
	千人床位数城乡比	万元以上设备台数城乡比	千人执业医师数城乡比	千人注册护士数城乡比	政府卫生支出占GDP比重城乡比	政府卫生支出占财政支出比重城乡比
2007	2.41	7.47	2.12	3.46	0.96	5.19
2008	2.31	7.35	2.13	3.34	1.12	5.74
2009	2.23	7.15	2.16	3.48	1.38	6.31
2010	2.28	7.35	2.25	3.47	1.39	6.38
2011	2.23	8.09	2.26	3.36	1.53	6.83
2012	2.21	6.57	2.28	3.35	1.56	6.69
2013	2.20	9.34	2.29	3.28	1.6	6.83
2014	2.21	10.18	2.34	3.28	1.64	6.97
2015	2.23	10.28	2.40	3.29	1.81	7.09
2016	2.15	10.61	2.35	3.17	1.87	7.41

（三） 判断方法

基于统计学理论，通常对于资源配置的测度主要采用变异系数、泰尔指数、极差法、洛伦兹曲线与基尼系数、不平等斜率指数、阿特金森指数等方法，根据具体的对象来选取合适的统计方法。

针对医疗卫生资源配置这个相对特殊的研究对象，研究中在统计方法的选取上设定了五个条件，只有满足了这些条件的统计分析方法，才能确保我们研究结果的可靠性。

条件 1：尺度无关，医疗卫生资源总量大小不影响对资源分布的比较。

条件 2：人口无关，人口规模不影响对资源分布不均衡趋势的量化。

条件 3：可分解性，医疗卫生资源配置不均衡被分解为组间不均衡和组内不均衡两类，医疗卫生资源配置均衡程度为组间不均衡与组内不均衡的加权总和。

条件 4：弱转移性，医疗卫生资源由富集区转移到匮乏区之后，导致医疗卫生资源配置的不均衡性缩减。

条件 5：强转移性，在弱转移条件成立的前提下，对于固定距离上的一次转移引起的不均衡变化只取决于转移的份额。

按照以上五个条件，对变异系数、泰尔指数、极差法、洛伦兹曲线与基尼系数、不平等斜率指数、阿特金森指数六种方法进行比较，只有变异系数和泰尔指数能够同时满足前四个条件（即条件 1、条件 2、条件 3、条件 4），且泰尔指数在满足前四个条件的同时还满足条件 5。因此，泰尔指数是判断医疗卫生资源配置情况最有效的方法。然而，泰尔指数只能表现出上层和下层变化的敏感程度，却不能表现中层变化的敏感程度，敏感程度的取值范围也不确定。泰尔指数在这方面的不足正好可以由变异系数来弥补，修正后的加权变异系数的取值范围在 0~1 区间内，能够对医疗卫生资源配置的均衡性做出直观、准确的判断。

经过充分论证，研究中将泰尔指数和修正的加权变异系数两种统计方法结合起来，分析医疗卫生资源在配置上存在的失衡问题，这样既可以避免因单个指标分析所造成的偏差，也可以对比两种不同统计方法得出的结果，为判断医疗卫生资源在城镇与农村之间配置情况的准确性提供保证。

四　实证评价

（一）泰尔指数

泰尔指数（Theil Index）是西方经济学中用来衡量均衡性的一种统计方法。1967 年，荷兰经济学家泰尔（H. Theil）提出泰尔指数，主要通过考察人口和其相应的所测指标是否匹配来判断资源配置的均衡性。一般认为，当每一个人所拥有的资源都是一样时，此时的资源配置是绝对均衡的；当部分人群占有资源的比例高于（或低于）其他人群的时候，就会产生失衡的现象。

1. 泰尔指数模型

根据泰尔指数的统计学含义，泰尔指数的具体计算公式为：

$$Theil_i = \sum_{i=1}^{n} w_i \ln\left(\frac{w_i}{r_i}\right)$$

上式中，w_i 表示第 i 组人群人口数占全体人口数的比重，r_i 表示第 i 组观测变量占该观测变量总值的比重。

从泰尔指数的计算公式中可以看出：①当各组所占观测变量比重和人口比重相等时，$Theil$ 的数值为 0，表示绝对均衡状态；②当各组所占观测变量比重和人口比重不相等时，$Theil$ 的数值不为 0（可以大于 0，也可以小于 0），表示失衡状态。

2. 泰尔指数分解

泰尔指数的最大优点就在于它所代表的均衡可以进行分解，能够准确划分为不同层次、不同组别的均衡性。当然，泰尔指数的不足之处就是不能确定一个相对准确合理的判断标准。

泰尔指数分解模型为：

$$Theil = Theil_{inside} + Theil_{between}$$

$$Theil_{inside} = \sum_{i=1}^{k} w_i Theil_i$$

$$Theil_{between} = \sum_{i=1}^{k} w_i \ln\left(\frac{W_i}{R_i}\right)$$

上述模型中，$Theil_{inside}$ 表示组内差异，即观测变量内部配置差异的加权和；$Theil_{between}$ 表示组间差异，即观测变量群组之间配置的差异；w_i 表示第 i 组人群人口数占群组总人口数的比重，$Theil_i$ 表示第 i 组观测变量的泰尔指数，W_i 表示第 i 组人口占总人口的比例，R_i 表示第 i 组观测变量占观测总量的比重。

对泰尔指数分解之后，就能够测算各组差异对总泰尔指数 $Theil$ 的贡献率，测算模型为：

$$CR_{inside} = \frac{Theil_{inside}}{Theil}$$

$$CR_{between} = \frac{Theil_{between}}{Theil}$$

上述模型中，CR_{inside}表示组内差异贡献率，$CR_{between}$表示组间差异贡献率。

3. 泰尔指数测算

根据医疗卫生资源配置指标构成结构，将医疗卫生资源划分为城镇和农村两个群组，进一步将医疗卫生资源配置的观测指标设置为千人床位数、万元以上设备台数、千人执业医师数、千人注册护士数、政府卫生支出占 GDP 比重及政府卫生支出占财政总支出比重。针对原始数据，按照泰尔指数模型测算方法，测算出 2007~2016 年的结果如表 3 所示。

表 3 2007~2016 年中国城乡医疗卫生资源配置泰尔指数测算结果

年份	物力资源		人力资源		财力资源	
	千人床位数	万元以上设备台数	千人执业医师数	千人注册护士数	政府卫生支出占 GDP 比重	政府卫生支出占财政总支出比重
2007	0.0949	0.2451	0.0683	0.1700	0.0443	0.0531
2008	0.0860	0.2367	0.0682	0.1599	0.0441	0.0512
2009	0.0810	0.2141	0.0701	0.1633	0.0412	0.0578
2010	0.0786	0.2047	0.0760	0.1619	0.0408	0.0561
2011	0.0732	0.2134	0.0847	0.1490	0.0411	0.0549
2012	0.0709	0.2035	0.0758	0.1479	0.0398	0.0532
2013	0.0689	0.2001	0.0756	0.1411	0.0386	0.0555
2014	0.0691	0.1986	0.0783	0.1386	0.0378	0.0438
2015	0.0701	0.2034	0.0802	0.1354	0.0388	0.0497
2016	0.0683	0.1843	0.0791	0.1257	0.0381	0.0411

4. 泰尔指数测算结果说明

根据 2007~2016 年中国城乡医疗卫生资源配置泰尔指数测算结果和 2007~2016 年中国城乡医疗卫生资源配置泰尔指数变化趋势，可以看出，①物力资源泰尔指数下降趋势明显，城乡差距有所改善。测算结果显示，中国城乡千人床位数泰尔指数从 2007 年的 0.0949 下降到 2016 年的 0.0683，中国万元以上设备台数泰尔指数从 2007 年的

0.2451 下降到 2016 年的 0.1843。②人力资源泰尔指数变化趋势不太明显，城乡千人执业医师数差距有所增加，城乡千人注册护士数差距有所减小，但城乡总体医疗卫生专业技术人员数没有显著的变化。测算结果显示，中国城乡千人执业医师数泰尔指数从 2007 年的 0.0683 上升到 2016 年的 0.0791，中国千人注册护士数泰尔指数从 2007 年的 0.1700 下降到 2016 年的 0.1257。③财力资源泰尔指数变化趋势不太明显，十年间政府卫生支出占 GDP 比重差距处于扩大的态势，政府卫生支出占财政总支出比重差距虽然有所降低，但波动十分明显。测算结果显示，中国政府卫生支出占 GDP 比重泰尔指数从 2007 年的 0.0443 下降到 2016 年的 0.0381，中国政府卫生支出占财政总支出比重泰尔指数从 2007 年的 0.0531 下降到 2016 年的 0.0411。

（二）修正的加权变异系数

加权变异系数是西方经济学用来衡量区域间经济发展差异的指标，1965 年由美国经济学家奥利弗·伊顿·威廉姆森（Oliver Eaton Williamson）等提出，并用于区域间经济发展差异的测量。① 2006 年，中国经济学家王志江、胡日东在威廉姆森的加权变异系数基础上进行了统计学变换，使变异系数的取值范围在 0 和 1 之间，将变换后的变异系数称为修正的加权变异系数。②

1. 加权变异系数模型

加权变异系数是由美国经济学家威廉姆森提出，并进一步确定了加权变异系数的测算公式，其公式为：

$$V_w = \frac{1}{\bar{x}} \sqrt{\sum_{i=1}^{n} (x_i - \bar{x})^2 * \frac{p_i}{p}}$$

$$\bar{x} = \frac{1}{n} \sum_{i=1}^{n} x_i ,$$

$$p = \sum_{i=1}^{n} p_i$$

① Williamson, Jeffrey G., "Regional Inequality and the Proces of National Development: A Descrption of the Patterns," *Economic Development and Culture Change*, No. 13 (1965): 126–134.

② 王志江、胡日东：《修正加权变异系数：度量收入分配平等程度的有用指标》，《数量经济技术经济研究》2006 年第 6 期。

上述公式中，V_w 为加权变异系数，x_i 为第 i 群组的观测值，n 为群组的个数，$\bar{x}$ 为各个群组观测值的均值，p_i 为第 i 群组的人口数，p 为所有群组的总人口，p_i / p 为第 i 群组人口占所有群组总人口的比重（权系数）。

2. 修正的加权变异系数模型

经过加权变异系数模型变换后，修正的加权变异系数的测算公式为：

$$V = \frac{1}{\bar{x}} \sqrt{\frac{w_n}{1 - w_n} \sum_{i=1}^{n} w_i (x_i - \bar{x})^2}$$

$$\sum_{i=1}^{n} w_i = 1$$

$$\bar{x} = \sum_{i=1}^{n} w_i x_i$$

上述公式中，w_n 表示第 n 个组群人口比重（权系数）；x_i 为各个群组的观测值，且满足 x_i（$i = 1，2，\cdots，n$）不全为 0；w_n 为最高观测值群组的人口比重。

3. 修正的加权变异系数测算

根据医疗卫生资源配置指标构成结构，将医疗卫生资源划分为城镇和农村两个群组，进一步将医疗卫生资源配置情况的观测指标设置为千人床位数、万元以上设备台数、千人执业医师数、千人注册护士数、政府卫生支出占 GDP 比重及政府卫生支出占财政总支出比重，观测值指标共六项。针对原始数据，按照修正的加权变异系数模型测算方法，测算出 2007~2016 年的结果如表 4 所示。

表 4　2007~2016 年中国城乡医疗卫生资源配置修正的加权变异系数测算结果

年份	综合指数	物力资源		人力资源		财力资源	
		千人床位数	万元以上设备台数	千人执业医师数	千人注册护士数	政府卫生支出占 GDP 比重	政府卫生支出占财政总支出比重
2007	0.7548	0.8543	0.7441	0.8113	0.6564	0.6634	0.7991
2008	0.7480	0.8312	0.7319	0.8012	0.6413	0.6976	0.7847
2009	0.7390	0.8217	0.7017	0.7915	0.6691	0.6843	0.7655

续表

年份	综合指数	物力资源		人力资源		财力资源	
		千人床位数	万元以上设备台数	千人执业医师数	千人注册护士数	政府卫生支出占GDP比重	政府卫生支出占财政总支出比重
2010	0.7136	0.7455	0.6889	0.8011	0.6004	0.6552	0.7903
2011	0.6981	0.7156	0.6934	0.7874	0.5987	0.6313	0.7622
2012	0.6714	0.6847	0.6413	0.7964	0.5751	0.5998	0.7312
2013	0.6658	0.6614	0.6155	0.8056	0.5681	0.5765	0.7678
2014	0.6471	0.6211	0.5947	0.8843	0.5523	0.5321	0.6981
2015	0.6237	0.6135	0.5662	0.8991	0.5004	0.5001	0.6631
2016	0.5837	0.5982	0.4719	0.8616	0.4715	0.4876	0.6114

4. 修正的加权变异系数测算结果说明

按照修正的加权变异系数测算理论，对所测算的修正加权变异系数结果进行判断，判断标准如表 5 所示。

表 5　修正的加权变异系数判断标准

修正的加权变异系数	判断标准
$\alpha \leqslant 0.4$	非均衡程度较为合理
$0.4 < \alpha \leqslant 0.6$	非均衡程度比较明显
$0.6 < \alpha \leqslant 0.8$	非均衡程度非常大
$\alpha > 0.8$	非常不均衡

按照表 5 修正的加权变异系数判断标准，结合 2007～2016 年中国城乡医疗卫生资源配置修正的加权变异系数测算结果和 2007～2016 年中国城乡医疗卫生资源配置修正加权变异系数的变化趋势，可以看出，①十年间，中国医疗卫生资源配置非均衡性下降趋势十分明显，非均衡综合指数从 2007 年的 0.7548 下降到 2016 年的 0.5837。②十年间，万元以上设备台数的非均衡系数降幅最显著，从 2007 年的 0.6889 下降到 2016 年的 0.4719，下降幅度高达 0.2170。③中国城乡医疗卫生人力资源配置非均衡程度呈现出上升趋势，主要体现在千人执业医师数非均衡系数从 2007 年的 0.8113

上升到 2016 年的 0.8616。

(三) 实证结果

通过泰尔指数和修正的加权变异系数对中国城乡医疗卫生资源配置的均衡性实证分析，可以得出三个方面的结论。①2007～2016 年，中国医疗卫生事业发展过程中，城乡医疗卫生资源的配置表现在物力、人力及财力三个方面的非均衡指数都超过了 0.4。由此可见，医疗卫生资源在城乡之间配置的失衡现象十分突出。②2007～2016 年，中国城乡医疗卫生资源配置非均衡指数从 0.7548 下降到 0.5837。下降的核心原因，主要是十年来中国经济社会快速发展、城镇化步伐加快、居民收入水平提高引致居民对医疗卫生保健消费的增加，逐步缩小了健康消费的差距。③2007～2016 年，中国城乡医疗卫生人力资源配置的差距没有显著的变化。千人执业医师数的变异系数由 2007 年的 0.8113 上升为 2016 年的 0.8616，没有明显的变化；千人注册护士数的变异系数由 2007 年的 0.6564 下降为 2016 年的 0.4715，变化也不是十分明显。

五 原因探究

实证分析结果显示，中国城乡医疗卫生资源配置呈非均衡性状态。那么，究竟是哪些因素导致中国城市与农村医疗卫生资源配置长期处于非均衡状态？基于经济学理论层面深入探究这一客观现象背后的深层次潜在因素，显然尤为重要且十分必要。

(一) 理论假设

1. 内在联系

根据经济学理论，公共资源配置的合理性取决于资源的投入与产出水平。对于医疗卫生资源配置而言，居民获得医疗卫生服务的及时性、合理性是由全社会对医疗卫生资源的投入和产出所决定的。美国学者古普塔 (Sakshi Gupta) 和范霍文 (Verhoeven) 通过时间序列数据的实证研究认为，政府对医疗卫生事业的投入与居民健康水平呈高度正相关。① 中国学者孙菊基于省际面板数据研究表明，居民健康水平的提高，更多的是依赖于政府对医疗卫生费用的支出，而不是私人医疗卫生支出。②

从医疗卫生资源的供给来看，中国城镇与农村之间医疗卫生服务差距主要体现在两方面：一方面，政府对城镇与农村在医疗卫生资源投入上的差距，主要是由国家财政对医疗卫生费用的经济支出在城乡之间的差异所引起的，具体表现在医疗卫生设备的投入、专业技术人员的配备、医疗卫生管理信息化等方面的差距；另一方面，城镇与农村在医疗卫生资源利用效率上的差异，具体表现在病床的周转次数、医务人员接待患者的频次、医疗设备的使用频率等方面。可以说，这两方面的差距也是我国医疗卫生资源配置失衡的具体表象。

因此，基于政府对医疗卫生事业的投入、医疗卫生服务的产出、居民的受益三者的差距，围绕"投入—产出—受益"建立数学模型，研究中国城乡医疗卫生资源配置失衡的影响因素，是一个科学合理的选择。

2. 理论假说

按照医疗卫生事业发展过程中政府对医疗卫生事业的投入、医疗卫生服务的产出、居民的受益三者的内部联系，构建"投入—产出—受益"数学模型之前，提出 6 条假说。

假说 1：在保持其他条件不变的情况下，城乡医疗卫生物力资源投入差距的扩大，会导致城乡医疗卫生服务产出的失衡程度扩大。

假说 2：在保持其他条件不变的情况下，城乡医疗卫生人力资源投入差距的扩大，会导致城乡医疗卫生服务产出的失衡程度扩大。

假说 3：在保持其他条件不变的情况下，城乡医疗卫生财力资源投入差距的扩大，会导致城乡医疗卫生服务产出的失衡程度扩大。

假说 4：在保持其他条件不变的情况下，城乡医疗卫生资源使用生产效率差距的扩大，会导致城乡医疗卫生服务产出的失衡程度扩大。

假说 5：在保持其他条件不变的情况下，城乡医疗卫生服务产出

---

① Gupta & Verhoeven, "The Efficiency of Government Expenditure Experiences form Africa," *Journal of Plicy Modeling*, No. 23 (2001): 433-467.

② 孙菊：《中国卫生财政支出的健康绩效及其地区差异——基于省级面板数据的实证分析》，《武汉大学学报》（哲学社会科学版）2011 年第 6 期。

效率差距的扩大，会导致城乡医疗卫生服务受益的失衡程度扩大。

假说6：在保持其他条件不变的情况下，城乡居民对医疗卫生服务偏好的差距扩大，会导致城乡医疗卫生服务受益的失衡程度扩大。

（二）指标结构

医疗卫生资源的投入、产出、受益在城乡之间的差距均不能直接观测，只能通过建立能够充分体现这种差距的指标结构，采用一系列的指标群组反映对医疗卫生资源的投入、产出、受益在城乡之间的差距。按照城乡医疗卫生资源的投入、产出、受益和居民偏好的属性，考虑统计指标具有代表性、稳定性、可得性，建立"投入—产出—受益"指标结构（见表6）。

表6 "投入—产出—受益"指标结构

结构		指标群组	变量	经济学解释
投入	物力	千人床位数	x_1	反映医疗卫生机构提供病床的相对数量
		万元以上设备台数	x_2	反映医疗卫生机构医疗设备的拥有量
	人力	千人卫生技术人员数	x_3	反映卫生技术人员相对数量
		千人执业（助理）医师数	x_4	从专业技术水平的角度衡量人力资源质量
		千人注册护士数	x_5	从接受教育程度衡量人力资源综合素质
	财力	卫生总费用占GDP比重	x_6	反映国家对医疗卫生事业投入的情况
		卫生总费用占财政支出比重	x_7	反映政府在医疗卫生事业发展上的重视程度
效率		DEA效率得分	x_8	反映医疗卫生机构的投入—产出效率水平
产出		诊疗人次	y_1	反映基本医疗卫生服务的产出数量
受益		婴儿死亡率	y_2	反映全社会医疗卫生整体健康状况
		孕产妇死亡率	y_3	反映全社会综合健康水平
居民偏好		居民人均可支配收入	x_9	反映居民对消费的偏好程度

1. 投入指标结构

按照医疗卫生资源的公共属性，投入指标结构可分为物力资源投入、人力资源投入、财力资源投入三类。

（1）医疗卫生物力资源投入

医疗卫生物力资源投入主要是指医疗卫生资源硬件投入，这部分投入能够为医疗卫生事业发展提供基础性保障。医疗卫生物力资源投入包含医疗卫生机构的有效占地面积、医疗卫生用房数量、医疗卫生设备数量、医疗卫生床位数等基础性的必要投入要素，以及与医疗卫生发展需求相关的基础性投入（诸如办公设备、信息化设备、医疗救护车辆等）。本研究中，医疗卫生物力资源投入采用千人床位数、万元以上设备台数2个专项指标。

（2）医疗卫生人力资源投入

医疗卫生人力资源投入主要是指医疗卫生资源软环境投入，这部分投入能够为医疗卫生事业发展的质量提供支撑。医疗卫生人力资源投入主要是对医疗卫生技术人员的投入，包含了高精尖端人才引进、专业技术职称晋升、医疗卫生技术人员学历提升等发展型要素的投入。本研究中，医疗卫生人力资源投入采用千人卫生技术人员数、千人执业（助理）医师数、千人注册护士数3个专项指标。

（3）医疗卫生财力资源投入

医疗卫生服务作为准公共物品，政府部门是医疗卫生事业发展的主体。医疗卫生财力资源投入主要是政府对医疗卫生事业发展所投入的资金，这部分资金主要包括中央财政资金和地方政府配套资金两部分。本研究中，医疗卫生财力资源投入采用卫生总费用占GDP比重、卫生总费用占财政支出比重2个专项指标。

2. 效率指标结构

经济学理论中，对投入—产出效率水平的评价一般都采用数据包络分析（Data Envelopment Analysis，DEA）。针对医疗卫生资源投入—产出的效率，研究中也采用DEA进行分析，通过测算DEA效率得分情况，判断医疗卫生资源投入在城乡之间的差别。

3. 产出指标结构

医疗卫生服务的产出指标，主要采用"诊疗人次"这个相对笼统的指标来体现。医疗卫生机构诊疗人次是医疗卫生机构提供医疗卫生服务规模的具体表现，也是医疗卫生机构服务能力的集中反映。在时间序列数据中，可以看出随着医疗卫生资源的投入（物力、人力、财力）产出能力的变化情况（诊疗人次）。

4. 受益指标结构

医疗卫生服务作为准公共物品，政府部门是医疗卫生事业发展的主体，全社会居民是医疗卫生事业的受益群体。本研究中，受益指标结构采用能够衡量全社会医疗卫生水平的婴儿死亡率、孕产妇死亡率2个专项指标。

5. 居民偏好指标结构

就医疗卫生服务而言，居民偏好的选择主要取决于收入水平的高低。城镇和农村收入的差距对医疗卫生服务需求的不同，导致了居民对医疗卫生服务产品选择的不同。本研究中，居民偏好指标结构采用居民人均可支配收入作为专项指标。

（三）模型设计

根据"投入—产出—受益"的假说，城乡居民对医疗卫生服务的受益程度差异可能受医疗卫生产出差距的影响，城乡医疗卫生产出差距又可能受医疗卫生资源投入差距的影响。由此看来，在"投入—产出—受益"模型中，医疗卫生产出既是因变量又是自变量，模型出现了变量的相互交叉问题。基于联立结构方程模型在解决变量交叉问题上的先进性，通过"投入—产出—受益"联立结构方程模型来研究医疗卫生资源的投入、产出、受益在城乡之间的差距。

1. 测量模型 I

按照联立结构方程模型标准，内生潜在变量为医疗卫生服务产出差距、医疗卫生服务居民受益差距，建立"投入—产出—受益"测量模型 I：

$$y = \Lambda^y \eta + \varepsilon$$

模型 I 中，变量的具体含义为：

y——内生可测指标向量，包括与医疗卫生服务产出差距和医疗卫生服务居民受益差距相对应的三个观测指标；

η——内在潜在变量，通过医疗卫生服务产出差距和医疗卫生服务居民受益差距两个变量进行观测；

Λ——路径系数矩阵，需要通过模型进行估计，反映观测指标对内生潜在变量的解释程度；

ε——内生观测指标 y 的误差项。

模型 I 中，路径系数矩阵 Λ 如图 1 所示。

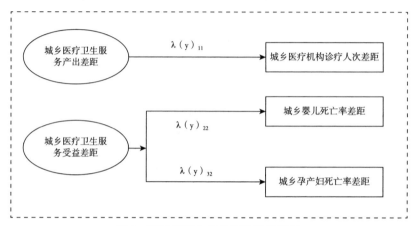

图 1　测量模型 I 待估系数及其路径

2. 测量模型 II

将城乡的医疗卫生物力资源投入差距、人力资源投入差距、财力资源投入差距、生产效率差距和居民偏好差距分别作为外生潜在变量，设定"投入—产出—受益"测量模型 II：

$$x = \Lambda^x \xi + \delta$$

模型 II 中，变量的具体含义为：

x——外生观测指标向量组合；

ξ——外生潜在变量组合；

δ——外生可测指标 x 的误差项；

Λ^x——路径系数矩阵，需要通过模型进行估计，反映外生观测指标对外生潜在变量的解释程度。

模型 II 中，路径系数矩阵 Λ 如图 2 所示。

3. 结构方程模型

研究的最终目的是寻找城乡医疗卫生投入差距与产出差距、产出

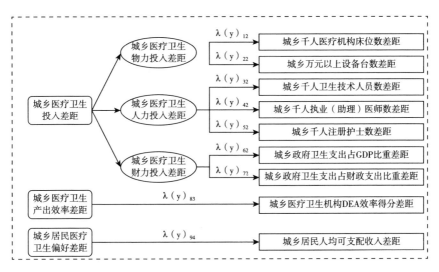

图2 测量模型Ⅱ待估系数及其路径

差距与受益差距之间的潜在关系，就需要进一步将测量模型Ⅰ和测量模型Ⅱ分别作为观测个体构建结构方程模型Ⅲ：

$$\eta = B\eta + \Gamma\xi + \zeta$$

模型Ⅲ中，变量的具体含义为：

η——外生观测指标向量组合；

B——路径系数矩阵，需要通过方程模型进行估计，反映"产出差距"和"受益差距"之间的关系；

Γ——路径系数矩阵，需要通过模型进行估计，反映"产出差距—受益差距"组合与"物力投入差距—人力投入差距—财力投入差距—产出效率差距—居民偏好差距"组合之间的关系；

ξ——外生潜在变量组合；

ζ——结构方程模型的残差。

模型Ⅲ中，结构方程模型待估系数矩阵 B 和 Γ 的路径如图 3 所示。

4. 选择联立结构方程模型

（1）基本模型

按照联立结构方程模型的设定和理论假设，构建一个包含 γ_{11}、

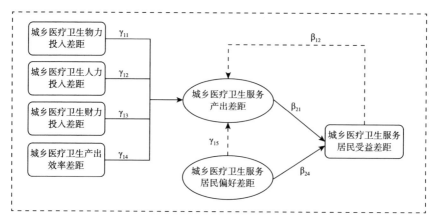

图 3 结构方程模型Ⅲ待估系数及其路径

γ_{12}、γ_{13}、γ_{14}、β_{21}、β_{24} 在内的 6 个待估系数的基本模型：

假说 1 成立，则 $\gamma_{11} \neq 0$，表示城乡医疗卫生的物力投入差距对城乡医疗卫生服务产出差距有影响；

假说 2 成立，则 $\gamma_{12} \neq 0$，表示城乡医疗卫生的人力投入差距对城乡医疗卫生服务产出差距有影响；

假说 3 成立，则 $\gamma_{13} \neq 0$，表示城乡医疗卫生的财力投入差距对城乡医疗卫生服务产出差距有影响；

假说 4 成立，则 $\gamma_{14} \neq 0$，表示城乡医疗卫生产出效率差距对城乡医疗卫生服务产出差距有影响；

假说 5 成立，则 $\beta_{21} \neq 0$，表示城乡医疗卫生服务的产出差距对居民受益差距有影响；

假说 6 成立，则 $\beta_{24} \neq 0$，表示城乡居民对于医疗卫生服务的偏好不同会影响其受益程度差异的大小。

（2）备选模型

在基本模型成立的基础上，进一步探讨两方面的内容：①设定 $\beta_{12} \neq 0$，表示城乡医疗卫生居民受益差距对城乡医疗卫生服务产出差距有影响；②设定 $\gamma_{15} \neq 0$，表示城乡医疗卫生消费偏好差距对城乡医疗卫生服务产出差距有影响。

于是，按照联立结构方程模型理论，构建两个备选模型：

备选模型 Ⅰ：基本模型 + β_{21}

备选模型Ⅱ：基本模型+γ_{15}

通过对基本模型、备选模型Ⅰ、备选模型Ⅱ三个模型的比较，选择出最符合研究实际的联立结构方程模型。

（四）模型验证

1. 原始数据与预处理

按照"投入—产出—受益"指标结构，选取中国 2007～2016 年共 10 个年度的统计数据进行分析。数据来源于 2008～2017 年各年度《中国卫生和计划生育统计年鉴》和《中国统计年鉴》。在联立结构方程模型分析中，对于"投入—产出—受益"指标均采用城镇与农村的比值作为基础数据。通过城乡比值处理后的数据如表 7 所示。

表 7 "投入—产出—受益"指标结构基础数据

结构		指标群组	2007年	2008年	2009年	2010年	2011年	2012年	2013年	2014年	2015年	2016年
投入	物力	千人床位数（张）	2.36	2.35	2.30	2.28	2.23	2.21	2.20	2.21	2.23	2.15
		万元以上设备台数（万台）	6.21	5.96	5.50	5.18	5.49	6.33	6.56	7.02	7.16	7.19
	人力	千人卫生技术人员数（人）	2.39	2.39	2.43	2.51	2.48	2.50	2.52	2.57	2.62	2.55
		千人执业（助理）医师数（人）	2.39	2.43	2.25	2.25	2.26	2.28	2.29	2.34	2.31	2.38
		千人注册护士数（人）	3.42	3.43	3.42	3.47	3.36	3.35	3.28	3.28	3.29	3.13
	财力	卫生总费用占 GDP 比重（%）	3.27	3.24	3.48	3.28	3.22	2.95	2.91	2.96	2.92	2.74
		卫生总费用占财政支出比重（%）	3.48	3.54	3.33	3.46	3.17	3.12	2.96	3.01	3.06	3.05
效率		DEA 效率得分	1.15	1.10	1.09	1.12	1.13	1.10	1.09	1.05	1.02	1.03
产出		诊疗人次（亿）	0.56	0.60	0.57	0.56	0.59	0.62	0.63	0.68	0.71	0.75
受益		婴儿死亡率（‰）	0.41	0.35	0.36	0.36	0.39	0.42	0.46	0.45	0.49	0.47
		孕产妇死亡率(1/10 万)	0.61	0.81	0.78	0.99	0.95	0.87	0.95	0.92	0.98	0.98
居民偏好		居民人均可支配收入（万元）	3.33	3.31	3.33	3.23	3.13	3.10	2.81	2.75	2.73	2.72

对于测量模型Ⅰ，路径系数矩阵 Λ，设定 $\lambda_{11}^y = 1$ 和 $\lambda_{22}^y = 1$，采用固定载荷法进行分析；对于测量模型Ⅱ，路径系数矩阵 Λ^x，设定外在潜变量的协方差矩阵为对角矩阵，对角元素固定为 1，采用固定方差法进行分析。

2. 拟合程度检验

当联立结构方程模型的内在结构良好时，需要评价模型的整体拟合优劣。按照联立结构方程模型的理论，评价联立结构方程模型整体拟合优劣要解决两个问题：①选择怎样的评价指数来检验联立结构方程模型？②评价指数的判断标准是什么？目前，关于联立结构方程模型拟合程度检验的评价指标有 11 项，具体为 χ^2/df（偏正太分布的自由度）、RMSEA（近似误差均方根）、SRMR（标准残差均方根）、GFI（拟合优度指数）、AGFI（调整的拟合优度指数）、NFI（规范拟合指数）、CFI（比较吻合度指数）、IFI（增值适配指数）、PGFI（简效拟合优度指数）、PNFI（简效规范优度指数）和 PCFI（简效比较吻合度指数），不同的评价指标均有不同的适配标准。

按照联立结构方程模型的研究方法，对已构建好的"投入—产出—受益"联立结构方程模型的基本模型、备选模型Ⅰ和备选模型Ⅱ的拟合程度进行检验，检验结果如表 8 所示。

表 8 "投入—产出—受益"联立结构方程模型适配度检验结果

类型	适配指标		适配标准	基本模型	备选模型Ⅰ	备选模型Ⅱ
绝对适配	χ^2/df	偏正太分布的自由度	<2.00，良好	2.58	2.72	2.93
			<3.00，一般			
	RMSEA	近似误差均方根	<0.05，良好	0.08	0.08	0.09
			<0.08，一般			
	SRMR	标准残差均方根	<0.05，良好	0.06	0.06	0.07
			<0.08，一般			
	GFI	拟合优度指数	>0.90，良好	0.83	0.86	0.87
			≥0.95，一般			
	AGFI	调整的拟合优度指数	>0.90，良好	0.89	0.89	0.89
			≥0.95，一般			

类型	适配指标		适配标准	基本模型	备选模型Ⅰ	备选模型Ⅱ
相对适配	NFI	规范拟合指数	>0.90，良好	0.91	0.91	0.89
			≥0.95，一般			
	CFI	比较吻合度指数	>0.90，良好	0.92	0.91	0.91
			≥0.95，一般			
	IFI	增值适配指数	>0.90，良好	0.93	0.93	0.93
			≥0.95，一般			
简约适配	PGFI	简效拟合优度指数	>0.50	0.64	0.64	0.58
	PNFI	简效规范优度指数	>0.50	0.72	0.73	0.71
	PCFI	简效比较吻合度指数	>0.50	0.72	0.73	0.71

从"投入—产出—受益"联立结构方程模型适配度检验结果可以看出，基本模型和备选模型Ⅰ在绝对适配检验、相对适配检验和简约适配检验上都基本能够符合适配标准，在数据上表现出基本模型的 x^2/df、CFI 两个指标要好于备选模型Ⅰ，在一定程度上可以说明基本模型要优于备选模型；在数据上表现出备选模型Ⅱ的绝对适配指标（RMSEA、SRMR、GFI、AGFI）和相对适配指标（NFI）没有达到适配标准，说明备选模型Ⅱ不满足实证检验的需要。

3. 模型估计

（1）测量模型Ⅰ和测量模型Ⅱ

针对测量模型Ⅰ和测量模型Ⅱ的组合信度（CR）和平均方差抽取量（AVE）进行参数估计，估计结果如表9所示。

表9　测量模型Ⅰ和测量模型Ⅱ估计结果

潜在变量		观测变量	因子荷载		组合信度	平均方差抽取量
			系数	标准化系数	（CR）	（AVE）
投入差距	物力	千人床位数	1.00	0.68	0.76	0.65
		万元以上设备台数	1.05	0.75		

续表

潜在变量		观测变量	因子荷载		组合信度	平均方差抽取量
			系数	标准化系数	（CR）	（AVE）
投入差距	人力	千人卫生技术人员数	1.00	0.86	0.74	0.68
		千人执业（助理）医师数	0.73	0.91		
		千人注册护士数	0.56	0.55		
	财力	卫生总费用占 GDP 比重	1.00	0.74	0.81	0.73
		卫生总费用占财政支出比重	1.46	0.82		
效率差距		DEA 效率得分	1.00	1.00	—	—
产出差距		诊疗人次	1.00	1.00	—	—
受益差距		婴儿死亡率	1.00	0.80	0.71	0.58
		孕产妇死亡率	1.12	0.65		
居民偏好差距		居民人均可支配收入	0.56	0.96	0.63	0.51

从参数估计结果来看，各潜在变量可测指标的标准化因子载荷系数位于 0.55~1.00 的区间范围内，各潜在变量可测指标的组合信度（CR）都高于 0.6，平均方差抽取量（AVE）也都高于 0.5，说明模型具有较好的信度和内部一致性。

（2）结构方程模型Ⅲ

针对结构方程模型Ⅲ的路径系数进行参数估计，得到结构方程模型Ⅲ的估计结果，具体结果如表 10 所示。

表 10　结构方程模型Ⅲ的路径系数与检验结果

路径	变量关系	路径系数	标准化系数	对应假说	检验结果
γ_{11}	物力资源投入差距→产出差距	0.31	0.31*	假说 1	支持
γ_{12}	人力资源投入差距→产出差距	0.42	0.42*	假说 2	支持
γ_{13}	财力资源投入差距→产出差距	0.48	0.48*	假说 3	支持
γ_{14}	利用效率差距→产出差距	0.17	0.17*	假说 4	支持
β_{21}	城乡产出差距→受益差距	0.06	0.41**	假说 5	支持
β_{24}	居民偏好差距→受益差距	0.01	0.43**	假说 6	支持

注：* 表示估计值在 10% 的统计水平上显著，** 表示估计值在 5% 的统计水平上显著。

4. 结果讨论

根据表 10 中结构方程模型 Ⅲ 的路径系数与检验结果估计结果，可以得出以下五个维度的基本结论。

第一，医疗卫生物力资源投入差距对医疗卫生服务产出差距的影响系数为 0.31，在 10% 的统计水平上显著，假说 1（城乡之间医疗卫生的物力投入差距对城乡医疗卫生服务产出差距有影响）获得支持条件。这一结论与医疗卫生投入物力资源结构中千人床位数、万元以上设备台数所表现出的城乡差距趋势十分吻合。

第二，医疗卫生人力资源投入差距对医疗卫生服务产出差距的影响系数为 0.42，在 10% 的统计水平上显著，假说 2（城乡之间医疗卫生的人力投入差距对城乡医疗卫生服务产出差距有影响）获得支持条件。这一结论表明，医疗卫生技术人员在城乡之间的差距是导致城乡医疗卫生服务产出差距的主要因素。现实情况是，农村医疗卫生机构（主要是乡镇卫生院、村卫生室）在发展空间、收入、职称评定等方面的瓶颈，很难吸引高水平医疗卫生技术人员扎根。同时，人才的匮乏也限制了农村医疗卫生机构的发展。于是，就出现了蜂拥式集中于城市医院，而基层医疗卫生机构则无人问津，这正是由人力资源配置差距导致医疗卫生服务产出差距，呈现医疗卫生资源配置严重失衡的现实反映。

第三，医疗卫生财力资源投入差距对医疗卫生服务产出差距的影响系数为 0.48，在 10% 的统计水平上显著，假说 3（城乡之间医疗卫生的财力投入差距对城乡医疗卫生服务产出差距有影响）获得支持条件。这一结论表明，政府作为医疗卫生事业发展的主导者，在城市和农村医疗卫生财力投入上有着十分重要的影响，政府财力的投入具有很强的针对性和倾向性，这一点在医疗卫生投入财力资源结构所选取的两个比值（卫生总费用占 GDP 比重、卫生总费用占财政支出比重）在原始数据上表现出城乡之间差距得到了印证。

第四，医疗卫生资源利用效率差距对医疗卫生资源产出差距的影响系数为 0.17，在 10% 的统计水平上显著，假说 4（城乡医疗卫生服务的产出效率差距对居民受益差距有影响）获得支持条件。这一结论可以看出，虽然国家财政在 2007~2016 年对农村地区医疗卫生事业投入有所倾斜，然而国家缺乏对医疗卫生资源投入的整体性、系统性、长期性的规划，医疗卫生资源的利用效率很难表现出规模效应。就城乡之间的差距而言，农村医疗卫生资源的利用效率要远远低于城市医疗卫生资源的利用效率，在配置上也表现出医疗卫生资源城乡不均衡性。

第五，医疗卫生城乡产出差距对医疗卫生资源受益差距影响系数为 0.41，在 5% 的统计水平上显著，假说 5（城乡医疗卫生服务的产出效率差距对居民受益差距有影响）获得支持条件。这一结论，表明农村医疗卫生机构物力资源、人力资源和财力资源供给的严重不足，直接影响农村居民对医疗卫生服务的消费水平和受益水平。

六　建议与展望

医疗卫生服务事业具有显著的公益性，信息不对称、正外部性等特征使市场机制在医疗卫生资源配置中不能充分发挥作用，需要政府政策引导和干预，以解决医疗卫生资源总量不足、配置结构不合理的问题。根据研究结论，本文提出以下政策建议。

第一，构建统一的医疗卫生资源配置财政投入制度。制度是在特定的社会活动领域所创设和形成的一整套持续而稳定的规范体系。因此，在社会主义市场经济制度体系下，构建相对统一的医疗卫生资源配置制度，是现阶段中国医疗卫生体制改革的核心任务。按照分配理论，医疗卫生资源配置属于收入再分配的范畴，现阶段中国医疗卫生资源在区域之间、城乡之间、人群之间的严重不均衡，主要源于财政投入制度的倾斜性。政府的财政投入在发达地区的持续性增加，欠发达地区公共财政投入的严重不足，造成了医疗卫生资源配置的财政投入失衡，在一定程度上没有体现再分配更加注重公平的分配制度。构建相对统一的医疗卫生资源配置财政投入制度，有助于缓解当前医疗卫生资源过度集中于发达地区和城市的压力，实现医疗卫生资源逐步向欠发达地区和农村分散。

第二，有机整合现有的医疗保障体系。当前，新型农村合作医疗制度、城镇居民基本医疗保险制度、城镇职工基本医疗保险制度共同构成了中国基本医疗保险制度。然而三种基本医疗保险制度在空间上呈现地区分割、城乡分割、人群分割、管理分割的"碎片化"格局，严重影响了中国医疗卫生资源的运行效率。整合现有的新型农村合作医疗制度、城镇居民基本医疗保险制度、城镇职工基本医疗保险制度三种基本医疗保障网络，形成"三网合一"的基本医疗保障体系，打破长期制约中国医疗卫生事业发展的人的身份限制，实现医疗卫生资源的均衡化配置，能够提高医疗卫生事业的整体运行效率。

第三，推进医疗卫生资源对口帮扶机制。中国医疗卫生资源分布与地区经济发展和开放程度有着直接关系，呈现出富集与贫瘠的两极分化的格局。2016年2月，国家五部门联合颁布了《关于加强三级医院对口帮扶贫困县县级医院的工作方案》，国家开始集中统一调派优质医疗资源帮扶欠发达地区医疗卫生事业发展。在国家健康对口帮扶战略推动下，欠发达地区的大城市医疗卫生事业取得了长足的发展，欠发达地区县级以上医院在发达地区的技术、资金、设备的支持下得到了全方位的发展。然而，由于内部帮扶机制的缺失，区域内部发展的不均衡现象十分突出，尤其是基层医疗卫生机构并未得到有效提升。因此，在国家宏观健康事业对口帮扶的战略下，推进区域内部医疗卫生资源的对口帮扶机制，将对口帮扶机制纵向延伸至乡镇（社区）卫生院、村（街道）卫生室，在提升欠发达地区城市医疗卫生机构综合能力的同时，有效提升基层医疗卫生机构能力。

第四，提高医疗卫生资源配置的全民参与性。民主作为人类社会一种文明的政治制度，百余年来一直是人类追求的理想目标。随着中国特色社会主义的民主政治制度的丰富和发展，国家也越来越重视公众参与政治的权利，公众积极主动参与国家政策制定的热情也越来越高，特别是在事关公众切身利益的制度制定上公众参与的愿望更加强烈。因此，政府职能部门在医疗卫生资源配置的制度设计和政策制定过程中实施全民参与机制，应充分吸收区域内不同收入群体、不同工作性质、不同年龄阶段的居民需求，充分征询广大民众的意见，充分尊重民族民俗习惯。

健康中国研究（第一辑）

第 170~187 页

© SSAP，2022

长三角地区健康红利与经济
发展的耦合协调研究[*]

李红艳　魏子汉　黄锦涛[**]

摘　要　基于耦合理论，通过构建长三角地区健康红利与
经济发展评价指标体系及耦合协调度模型，结合熵值法，对长
三角地区 2009~2018 年健康红利与经济发展协调性进行定量研
究。研究结果表明，①从人口质量来看，长三角地区"人口红
利"正在面临挑战，经济社会发展的需求也从"人口红利"
开始向"健康红利"转变。②从综合指数来看，长三角地区健
康红利与经济发展综合指数整体上均呈逐步上升的趋势。在研
究期 2009~2018 年内，三省一市健康红利系统总体均呈倒 N 型
波动上升；经济发展系统表现良好，评价指数始终呈上升态
势。③从耦合协调度来看，三省一市的健康红利与经济发展耦
合协调度均经历了由中轻度失调到优质协调的过渡。得益于三
省一市的经济发展系统持续表现良好，长三角地区健康红利与
经济发展耦合协调水平整体上逐步优化。

关键词　健康红利　经济发展　耦合协调　长三角地区

[*]　本文为国家民委民族研究项目（2021-GMD-064）、上海市教育系统工会理论研究委
托课题（2021GHL06）阶段性成果。

[**]　李红艳，上海工程技术大学教授；魏子汉、黄锦涛，上海工程技术大学研究生。

一 引言

习近平总书记在党的十九大报告"提高保障和改善民生水平，加强和创新社会治理"篇章中，提出并重点阐述了"要完善国民健康政策，为人民群众提供全方位全周期健康服务"，充分体现了我们党对健康在促进人的全面发展和经济社会协调发展中重大作用的整体思路。党的十九届五中全会通过的《中共中央关于制定国民经济和社会发展第十四个五年规划和二〇三五年远景目标的建议》强调全面推进健康中国建设，把保障人民健康放在优先发展的战略位置，完善国民健康促进政策。多年来，我国大力加强人才培养和制度建设，人口素质不断提高，创新能力显著提升，为经济的高速增长提供了有力支持。目前，我国新增劳动力平均受教育年限高于世界平均水平，主要健康指标处于发展中国家前列，科技人力资源总量位居世界第一。① 但随着我国人口结构性问题日益突出、人力资源供给走向短缺，关于"人口红利"转型研究已是大势所趋；而人口预期寿命的延长、死亡率的降低以及医疗卫生政策的实施，又为健康状况的提升提供了机遇。目前我国正处于人力资源开发和人力资本投资的重要战略时期，国家已慢慢从依靠"人口红利"转向提升"健康红利"。

为了促进长三角地区的均衡化发展，我国于 2019 年 5 月 13 日审议通过了《长江三角洲区域一体化发展规划纲要》，提出"到 2025 年，长三角一体化发展取得实质性进展。发挥上海龙头带动作用，苏浙皖各扬所长，加强跨区域协调互动"。长三角地区虽然是我国经济发展最活跃、开放程度最高、创新能力最强的区域之一，在如今劳动力短缺和老龄化加剧的情况下，也很难充分释放其经济潜力。为了全面发挥长三角地区引领作用、推进长三角地区均衡化发展，将"人口红利"转化为"健康红利"成为必要选择。"健康红利"能够使经济发展处于一种有利的状态。② 《"健康中国 2030"规划纲要》提出，健

---

① 刘敏：《当前我国人力资本发展现状和主要问题》，国家信息中心网，http：//www.sic.gov.cn/News/455/5823.htm。

② 潘金洪、裴善珊、郝仁杰：《健康红利与经济可持续发展研究——基于江苏省面板数据分析》，《人口与社会》2020 年第 3 期。

康是促进人的全面发展的必然要求，是经济社会发展的基础条件。可见，健康与人民生活、经济发展有着密不可分的关系，释放健康红利，推动人民健康水平与经济发展水平相协调是建设健康中国的必然要求，是优化人口结构、提升人口质量的需求，也是保障劳动力市场基本供给、推动经济可持续发展、保证国家竞争力提升、促进国家长治久安的基础。

二 文献回顾

目前，学界对"健康红利"的研究主要集中在释放健康红利的意义及做法这一方面。王洪春提出，中国在未来 15~20 年内面临着"人口红利"的机遇，但是中国人口较低的素质状况使得我们必须大力提高人口素质才能真正得到这个"红利"。[①] 刘迎秋认为我国的"新人口红利"正在形成，技工时代和人才的发展将带来新的经济增长。[②] 胡鞍钢认为，目前健康中国建设的难点在于卫生与健康人力资源投入不足，卫生健康投资严重不足。[③] 高凯、汪泓、刘婷婷对 CGSS2013 问卷数据进行实证分析，从劳动人口健康水平影响因素的角度，提出要提高劳动人口健康水平，缓解老龄化难题，从而帮助我国实现从"人口红利"到"健康红利"的转变。[④] 卢春山认为，延长健康预期寿命对放大健康红利具有重要意义。[⑤]

对于长三角地区的研究，多集中在推动医疗资源一体化、健康数据共享、区域发展融合等方面。张晓溪、孙玉莹、周保松、赖泓宇、胡苏云、金春林通过分析 2010~2018 年长三角地区医疗服务效率，为促进各地优化卫生资源配置、提高卫生服务水平、推进区域健康一体

① 王洪春：《从"人口红利"到"健康红利"》，《医学与哲学》（人文社会医学版）2006 年第 5 期。

② 刘迎秋：《发掘我国经济持续健康发展的"潜在红利"》，《光明日报》2012 年 12 月 26 日。

③ 胡鞍钢：《创造健康红利 增强人民福祉》，《中国卫生》2016 年第 9 期。

④ 高凯、汪泓、刘婷婷：《劳动人口健康水平影响因素及健康状况演变趋势》，《社会科学研究》2018 年第 1 期。

⑤ 卢春山：《大力开展健康中国行动 延长健康预期寿命》，《健康中国观察》2020 年第 2 期。

化建设提供参考。① 程德兴、邓蕾则是聚焦长三角青年群体医疗方面的现状、特点和需求，研究长三角医疗一体化对青年就医的影响，并提出要建立长三角医疗领域"只跑一次"便携共享制度，真正实现长三角区域医保和医疗融合。② 李慧通过分析江苏居民医疗保健消费与健康服务业发展情况，与长三角其他省市进行比较，从提高江苏省健康服务水平的角度，为推动长三角健康均衡化提供建议。③

　　健康与经济的协调发展是一个较为复杂的系统性研究。李昶达、韩跃红运用耦合协调模型对健康中国建设与经济社会发展间的耦合协调水平进行评价与分析，发现健康中国建设与经济社会发展的耦合协调水平存在显著的地区差异。④ 韩春蕾、赵丽、韩坤、刘芳运用模糊隶属度法对我国 2004~2014 经济—环境—健康的协调度进行实证分析，结果显示经济、环境、健康的协调度虽呈上升趋势，但还存在一定矛盾，应建立综合决策机制，对其进行有效调控。⑤ 通过文献整理发现，近几年研究健康与经济发展协调关系的文章较少，鉴于此，本文在前人研究的基础上，以长三角地区为研究对象，分别对上海、江苏、浙江、安徽四个地区的人口红利趋势进行分析，并选取健康红利和经济发展指标构建健康红利系统和经济发展系统，运用耦合协调度模型计算两系统之间的协调性，进而为促进长三角地区健康红利和经济发展水平的协调发展建言献策。

三　长三角地区从"人口红利"到"健康红利"的过渡

　　长三角地区作为我国经济发展水平较高的区域之一，承担着重要

① 张晓溪、孙玉莹、周保松等：《2010~2018年长三角地区医疗服务效率比较》，《中国卫生资源》2021年第1期。
② 程德兴、邓蕾：《现状与对策：长三角一体化背景下的青年医疗议题——基于长三角七城市数据的分析比较》，《青年学报》2020年第1期。
③ 李慧：《长三角一体化背景下江苏健康服务业发展的对策建议》，《无锡商业职业技术学院学报》2019年第4期。
④ 李昶达、韩跃红：《健康中国建设与经济社会发展耦合协调评价》，《统计与决策》2020年第5期。
⑤ 韩春蕾、赵丽、韩坤等：《经济、环境与健康的模糊协调关系研究》，《卫生经济研究》2018年第10期。

的经济发展责任，在全国经济中具有举足轻重的地位。因此，提高人民健康水平，保持劳动力资源的充足供给，实现从"人口红利"到"健康红利"的过渡，尤为重要。

（一）长三角地区"人口红利"正在逐渐消退

人口红利，一般是指一个国家的劳动年龄人口占总人口比重较大、抚养比较低（抚养比包括未成年人口抚养比和老龄人口抚养比），为经济发展创造了有利的人口条件，整个国家的经济呈高储蓄、高投资和高增长的局面。劳动年龄人口是一个国家或地区经济发展必不可少的人力资本，劳动力资源的下降，不利于经济的可持续发展。

本文根据 2011～2020 年《中国统计年鉴》以及各省市的统计年鉴，收集 2010～2019 年各地区的相关数据，计算出长三角地区三省一市近十年的劳动力人口占总人口的比重、未成年人口抚养比以及老龄人口抚养比，从而对长三角地区的人口红利发展趋势进行分析。

1. 劳动力人口占比趋势分析

图 1 为长三角地区三省一市近十年劳动力人口占比的趋势走向。从图 1 可知，上海市的劳动力人口占比从 2010 年的 74% 下降为 2019 年的 63%，下降了 11 个百分点。江苏省的劳动力人口占比从 2010 年的 76% 下降为 2014 年的 73%，随后小幅提升至 2015 年的 74%，之后一直下降到 2019 年的 69%，劳动力人口占比总体呈下降趋势，共下降 7 个百分点。浙江省劳动力人口占比从 2010 年的 66% 一直下降到 2019 年的 59%，下降了 7 个百分点。安徽省劳动力人口占比从 2010 年的 72% 下降到 2013 年的 69% 后，出现小幅提升，到 2015 年提升至 70%，之后便一直呈下降趋势，截至 2019 年下降为 67%，中途虽有小幅波动，但总体仍保持下降走势，共下降了 5 个百分点。

劳动力人口占比近年来持续走低，与越来越大的就业压力密切相关。一方面，受教育等因素的影响，劳动年龄人口进入劳动力市场的时间相对滞后，使得新兴劳动资源补充速度较慢，劳动力人口占比逐步下降；另一方面，人口总量增加速度慢，劳动力资源补充不足，使得劳动力人口占比逐渐减小。

2. 未成年人口占比趋势分析

图 2 为长三角地区近十年来未成年人抚养比趋势。从图 2 可知，

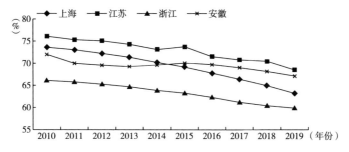

图1　2010～2019年长三角地区劳动力人口占比趋势

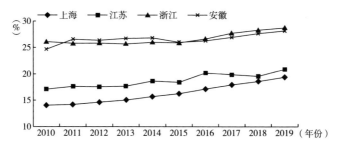

图2　2010～2019年长三角地区未成年人口抚养比趋势

上海市的未成年人口抚养比从2010年的14%增加到了2019年的19%，上升了5个百分点。江苏省的未成年人口抚养比从2010年的17%增加到了2019年的21%，上升了4个百分点。浙江省的未成年人口抚养比从2010年的26%上升到2019年的29%，上升了3个百分点。安徽省的未成年人口抚养比从2010年的24%上升到2011年的26%后，经历了五年的波动，从2016年开始一直呈现上升趋势，到2019年为28%，十年间共上升4个百分点。总体来看，长三角三省一市的未成年人口抚养比均呈上升的趋势。

从2016年开始，我国放开计划生育政策，全面实施"二孩政策"，使得未成年人口占总人口比重逐渐升高，一方面增加了我国未来劳动力的候补资源，但另一方面也给现有的劳动力人口带来相应的抚养压力。在当前这一时期，未成年人口无法转化为劳动力资源，同时造成了未成年人口抚养比的上升，使得我国目前的结构型人口红利正在逐渐消退，这对未来的就业市场同样是一个考验。

3. 老龄人口抚养比趋势分析

图3为长三角地区老龄人口抚养比趋势。由图3可知，上海市老龄

人口抚养比从 2010 年的 22% 持续上升到 2019 年的 39%，上升了 17 个百分点，上升幅度较大。江苏省老龄人口抚养比从 2010 年的 14% 上升到 2014 年的 18% 后，经历了一年的下降趋势，到 2015 年老龄人口抚养比为 17%，从 2015 年到 2019 年老龄人口占比持续上升，2019 年占比为 25%，近十年上升了 11 个百分点。浙江省老龄人口抚养比从 2010 年的 25% 持续上升到了 2019 年的 38%，十年间上升了 13 个百分点。安徽省老龄人口抚养比从 2010 年的 14% 上升到 2013 年的 17%，随后的两年，老龄人口抚养比呈现小幅下降趋势，2015 年的老龄人口抚养比为 16%，从 2015 年到 2019 年老龄人口抚养比持续上升，截至 2019 年，安徽省老龄人口抚养比为 20%，近十年共上升了 6 个百分点。长三角地区三省一市的老龄人口抚养比总体上呈持续上升的趋势，且上海市、浙江省两地的上升趋势尤为明显。

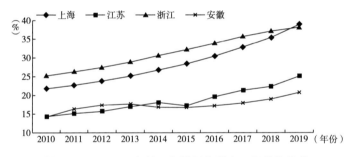

图 3　2010~2019 年长三角地区老龄人口抚养比趋势

随着我国医疗水平的逐渐提高，城镇职工和城乡居民基本医疗保险的大范围普及，我国城乡居民的健康水平逐渐提高，人均预期寿命延长，同时人口老龄化的问题也越来越严重，随之带来的养老压力使得劳动人口的负担越来越重，全社会共同面临着人口红利逐步减弱所带来的一系列问题。

4. 总结

如图 1、图 2、图 3 所示，上海市、江苏省、浙江省、安徽省的未成年人口抚养比和老龄人口抚养比均呈逐年上升的趋势，劳动力人口占比逐年下降，这表明长三角地区的结构型人口红利正在逐渐消退，在这样的背景下，提高就业人口的健康水平，充分释放其健康红利，成为长三角地区深化改革的必然选择。改革越是进入深水区，就越是靠近问题的本质，推动长三角地区健康红利水平的提高，是实现"健康中国"目标和长三角区域一体化发展的必要之举。

（二）长三角地区的"健康红利"正在逐步实现

健康红利指的是身心健康人口占总人口和占劳动力人口的比重较高，从而使经济发展处于有利的一种状态。本文根据 2020 年长三角地区三省一市统计年鉴的数据分别计算上海市、江苏省、浙江省和安徽省的人均预期寿命、婴儿死亡率、孕妇死亡率三个健康水平评价指标，并与《"健康中国"2030 规划纲要》中的目标要求做对比分析（见表 1）。

表 1　长三角地区健康水平指标对比

	上海市	江苏省	浙江省	安徽省	"健康中国"2030 年目标
人均预期寿命（岁）	83.66	78.27	79.13	77.3	79
婴儿死亡率（‰）	3.06	2.52	2.18	3.77	5
孕妇死亡率（1/10 万）	3.75	7.78	4.08	11.8	12

由表 1 可知，上海市、浙江省的人均预期寿命均已超过《"健康中国"2030 规划纲要》中对 2030 年制定的目标，江苏省、安徽省虽未达到 2030 年的目标，但也已经分别达到 2020 年 78.27 岁、77.3 岁的人均预期寿命目标。长三角地区的婴儿死亡率和孕妇死亡率两个指标也均已达到 2030 年的规划目标。人均预期寿命延长、婴儿死亡率和孕妇死亡率的下降说明长三角地区的人民健康水平正在逐渐提高。下文通过对健康红利和经济发展耦合协调度的分析，进一步阐释健康红利与经济发展的关系和影响。

四　实证研究

（一）指标体系的构建及资料来源

本文在借鉴已有研究的基础上[①]，为研究健康红利和经济发展两

---

① 汪泓、张健明、吴忠、李红艳：《健康人力资本指标体系研究》，《上海管理科学》2017 年第 4 期；李昶达、韩跃红：《健康中国建设与经济社会发展耦合协调评价》，《统计与决策》2020 年第 5 期。

个子系统之间的内在关系，在遵循指标的科学性、可得性、代表性和可操作性的原则下选取相应的指标。具体如下，健康红利子系统主要由医疗、环保、教育三个方面来衡量，其中医疗方面包括卫生总费用、卫生机构数、卫生机构床位数、卫生人员数、执业（助理）医师数五个指标，环保方面包括节能环保支出、林业投资完成情况、森林覆盖率三个指标，教育方面包括普通本专科学生毕业生人数和教育经费投入两个指标。经济发展子系统可以由一个地区的经济发展规模来体现，选取地区生产总值、地方财政一般预算内收入、全社会固定资产投资额、社会消费品零售额、进出口总额五个指标去描述一个地区的经济发展规模，从而反映该地区的经济发展状况。通过查阅《中国统计年鉴》《中国卫生健康统计年鉴》以及各省市的统计年鉴，收集 2009～2018 年长三角地区的相关数据（见表 2）。

表 2　健康红利子系统与经济发展子系统评价指标体系

子系统	一级指标	二级指标	指向性质
健康红利子系统	医疗	卫生总费用（亿元）	正向
		卫生机构数（个）	正向
		卫生机构床位数（张）	正向
		卫生人员数（人）	正向
		执业（助理）医师数（人）	正向
	环保	节能环保支出（亿元）	正向
		林业投资完成情况（万元）	正向
		森林覆盖率（%）	正向
	教育	普通本专科学生毕业生人数（人）	正向
		教育经费投入（万元）	正向
经济发展子系统	经济发展规模	地区生产总值（亿元）	正向
		地方财政一般预算内收入（亿元）	正向
		全社会固定资产投资额（亿元）	正向
		社会消费品零售额（亿元）	正向
		进出口总额（亿美元）	正向

（二） 熵值法确定指标权重

熵值法作为客观赋权的一种方法，具有根据数据本身变异程度提取有效信息的属性，可有效摒除主观赋权法在赋权过程中过度依赖经验判断的缺陷。

步骤 1：依据原始数据构建决策矩阵 $A = (a_{ij})_{n \times m}$，（$i = 1，2，\cdots，n$；$j = 1，2，\cdots，m$），其中 a_{ij} 是指在第 j 项指标下第 i 个研究对象所表示的观测值。

步骤 2：本文中所涉及指标类型均为正向指标，即指标数值越高（大）对评价结果影响越好，故直接进行标准化处理得到标准化后的决策矩阵 B，计算公式为：

$$b_{ij} = a_{ij} \Big/ \sqrt{\sum_{i=1}^{n} a_{ij}^2}$$

$$B = \begin{bmatrix} b_{11} & b_{12} & \cdots & b_{1m} \\ b_{21} & b_{22} & \cdots & b_{2m} \\ \vdots & \vdots & \ddots & \vdots \\ b_{n1} & b_{n2} & \cdots & b_{nm} \end{bmatrix}$$

步骤 3：计算第 i 个研究对象在第 j 项指标下所占的比重 e_{ij}，公式为：

$$e_{ij} = b_{ij} \Big/ \sum_{i=1}^{n} b_{ij}$$

步骤 4：计算熵值 f_j 与熵权 w_j，计算公式分别为：

$$f_j = -\frac{1}{\ln n} \sum_{i=1}^{n} e_{ij} \ln e_{ij}$$

$$w_j = h_j \Big/ \sum_{j=1}^{m} h_j，h_j = 1 - f_j$$

（三） 分析模型的建立

1. 综合指数评价法

运用综合指数法测度长三角地区三省一市的健康红利指数和经济

发展指数，计算公式为：

$$U = \sum_{j=1}^{m} w_j b_{ij}$$

式中 w_j 为熵值法赋权的各评价指标权重，b_{ij} 为标准化后的指标值，m 为指标数量。

2. 耦合协调度模型法

健康红利与经济发展之间存在内在关系，既相互促进，又相互制约，本文利用耦合协调度模型来反映二者之间的相互作用程度，计算公式为：

$$C = 2\frac{\sqrt{U_1 U_2}}{U_1 + U_2}$$

$$T = \alpha U_1 + \beta U_2$$

$$D = \sqrt{C \times T}$$

式中：U_1 代表健康红利系统的综合评价指数，U_2 代表经济发展系统的综合评价指数；C 表示耦合度指数，用来反映健康红利和经济发展两系统关联性程度，C 值愈大，关联性愈强；T 代表健康红利和经济发展的综合系统评价指数，α 和 β 为待定系数，结合已有研究，本文认为健康红利和经济发展同等重要，此处取 $\alpha = \beta = 0.5$；D 代表耦合协调度指数，用来反映健康红利和经济发展两系统协调性程度，D 值愈大，协调性愈好。C 和 D 的取值范围为 [0，1]，按照耦合协调度数值大小，并根据研究对象的实际情况，将协调发展类型划分为以下十个等级（见表3）。

表3 耦合协调度等级分类

耦合协调度取值范围	协调等级	耦合协调度取值范围	协调等级
$0 \leqslant D \leqslant 0.1$	极度失调	$0.5 < D \leqslant 0.6$	勉强协调
$0.1 < D \leqslant 0.2$	严重失调	$0.6 < D \leqslant 0.7$	初级协调
$0.2 < D \leqslant 0.3$	中度失调	$0.7 < D \leqslant 0.8$	中级协调
$0.3 < D \leqslant 0.4$	轻度失调	$0.8 < D \leqslant 0.9$	良好协调
$0.4 < D \leqslant 0.5$	濒临失调	$0.9 < D \leqslant 1.0$	优质协调

五　结果与分析

（一）综合发展水平分析

采用综合指数评价方法和耦合协调度模型法，计算了 2009~2018 年长三角地区的健康红利、经济发展评价指数以及综合系统评价指数，各省市具体数值见表 4 和表 5。

表 4　2009~2018 年上海市与江苏省健康红利与经济发展系统综合评价

年份	上海市			江苏省		
	U_1	U_2	T	U_1	U_2	T
2018	0.8766	1.0000	0.9383	0.7466	1.0000	0.8733
2017	0.6738	0.8665	0.7702	0.7591	0.8970	0.8281
2016	0.6815	0.7291	0.7053	0.7949	0.7762	0.7856
2015	0.4571	0.5965	0.5268	0.6351	0.7095	0.6723
2014	0.4785	0.4814	0.4800	0.7033	0.6149	0.6591
2013	0.3080	0.3663	0.3372	0.4836	0.5023	0.4930
2012	0.2050	0.2537	0.2294	0.2222	0.3995	0.3109
2011	0.1437	0.1893	0.1665	0.1698	0.2921	0.2310
2010	0.0697	0.1254	0.0976	0.0666	0.1428	0.1047
2009	0.0075	0.0242	0.0159	0.0047	0.0000	0.0024

表 5　2009~2018 年浙江省与安徽省健康红利与经济发展系统综合评价

年份	浙江省			安徽省		
	U_1	U_2	T	U_1	U_2	T
2018	0.8627	1.0000	0.9314	0.8872	1.0000	0.9436
2017	0.7467	0.8700	0.8084	0.7218	0.8616	0.7917
2016	0.8025	0.7479	0.7752	0.7636	0.7348	0.7492
2015	0.5934	0.6491	0.6213	0.5779	0.6516	0.6148
2014	0.5937	0.5424	0.5681	0.6599	0.5682	0.6141
2013	0.4121	0.4422	0.4272	0.4671	0.473	0.4701
2012	0.2325	0.3325	0.2825	0.2129	0.3411	0.2770
2011	0.1425	0.2509	0.1967	0.1062	0.2187	0.1625
2010	0.0729	0.1199	0.0964	0.0438	0.1182	0.0810
2009	0.0366	0.0000	0.0183	0.0692	0.0000	0.0346

2009～2018 年长三角地区三省一市综合系统评价指数整体上呈逐步上升的趋势。上海市、江苏省、浙江省和安徽省的综合指数分别由2009 年的 0.0159、0.0024、0.0183、0.0346 提升到 2018 年的 0.9383、0.8733、0.9314、0.9436，年均提升值分别为 0.1025、0.0968、0.1015、0.101。

子系统视角下，其经济发展指数均逐年提高，说明经济发展状况持续改善，健康红利指数在 2009～2014 年发展态势向上，但 2014～2015 年四个地区的健康红利指数均经历了衰退，且此后健康红利指数持续波动，稳定性较差，在两个系统的共同作用下，最终综合评价指数呈现稳步上升的趋势。

（二）耦合协调度分析

根据耦合协调度模型，2010～2018 年长三角地区健康红利与经济发展耦合协调度的计算结果及协调类型如表 6 所示。

表 6 2010～2018 年长三角地区健康红利与经济发展系统耦合协调度分析

年份	上海市		江苏省		浙江省		安徽省	
	耦合协调度	协调类型	耦合协调度	协调类型	耦合协调度	协调类型	耦合协调度	协调类型
2018	0.9676	优质协调	0.9295	优质协调	0.9638	优质协调	0.9705	优质协调
2017	0.8741	良好协调	0.9084	优质协调	0.8978	良好协调	0.8880	良好协调
2016	0.8396	良好协调	0.8863	良好协调	0.8802	良好协调	0.8655	良好协调
2015	0.7226	中级协调	0.8193	良好协调	0.7878	中级协调	0.7834	中级协调
2014	0.6928	初级协调	0.8109	良好协调	0.7533	中级协调	0.7825	中级协调
2013	0.5796	勉强协调	0.7020	中级协调	0.6534	初级协调	0.6856	初级协调
2012	0.4775	濒临失调	0.5458	勉强协调	0.5273	勉强协调	0.5191	勉强协调
2011	0.4061	濒临失调	0.4719	濒临失调	0.4348	濒临失调	0.3904	轻度失调
2010	0.3058	轻度失调	0.3123	轻度失调	0.3058	轻度失调	0.2682	中度失调

总体而言，2010～2018 年长三角地区健康红利与经济发展系统之间的耦合协调度整体上处于上升阶段，耦合程度越来越高，其中上海市平均协调度为 0.6517，江苏省平均协调度为 0.7096，浙江省平均协调度为 0.6894，安徽省平均协调度为 0.6837，除江苏省平均协调等级

为中级协调外，其他三省市均为初级协调。从地区视角分析，健康红利与经济发展耦合协调度不断改善，实现了由失调到逐渐协调的过渡，协调总体情况也趋向良好。

（三）结论

从综合指数评价值来看，长三角地区健康红利与经济发展综合指数整体上均呈逐步上升的趋势。在研究期 2010～2018 年内，健康红利系统总体均呈倒 N 型波动上升，经济发展系统表现良好，评价指数始终呈上升态势。

从耦合协调度来看，上海市、江苏省、浙江省健康红利与经济发展耦合协调度经历了由轻度失调到优质协调的过渡；安徽省的健康红利与经济发展耦合协调度经历了由中度失调到优质协调的过渡。这得益于四个地区的经济发展系统持续表现良好，耦合协调水平整体上逐步优化。

总体来看，长三角地区健康红利与经济发展的耦合协调状态不断改善，经济发展持续向好，但健康红利指数在近几年持续波动，未来需逐步趋向稳定。

六 建议

健康是影响一个国家或地区经济发展的重要因素。研究结果显示，健康红利对经济发展有着积极的协调和推进作用。长三角地区作为我国的"金三角"，其经济发展速度和发展水平位于我国前列，在我国经济中占据着重要地位。健康红利与经济发展水平呈现逐渐协调的状态，主要得益于三省一市的经济发展系统持续表现良好，反观健康红利指数在近几年持续波动，未来仍需加快提升健康红利水平，使其逐步趋向稳定。在"健康中国"的战略背景下，从衡量健康红利水平的医疗、环保、教育三方面提出相应的对策建议。

（一）共筑健康长三角，推进医疗服务一体化

2019 年，中共中央、国务院发布《长江三角洲区域一体化发展规划纲要》，纲要紧扣"一体化"，提出要打造健康长三角。合理配置区

域卫生资源以及保持对卫生事业科学持续的投入是共筑健康长三角的必要举措。

1. 优化卫生资源区域分布，提高卫生资源配置均衡性

相关研究表明①，地区人口密度和经济发展水平对卫生资源配置至关重要，一般而言，卫生资源往往易向人口密度较大和经济实力较高的地区倾斜。从区域层面看，长三角作为我国经济实力最强、人口密度最高的地区之一，卫生资源总量领先于我国大部分地区，但就区域内部而言，三省一市彼此之间卫生资源配置均衡性存在差异。2018年末，安徽省卫生机构数、卫生机构床位数、卫生人员数、执业（助理）医师数分别为24925个、328123张、426956名、126824名，均低于江苏省和浙江省，且差距较大。上述表明安徽省卫生资源相对稀缺。要实现长三角地区卫生资源的协调发展，应加快其他地区把优质卫生资源向安徽省转移的步伐，增强帮扶主动性，实现帮扶效应最大化。上海市作为健康中国建设的引领者、医疗卫生制度改革的先行者，其卫生资源配置状况较优，但随着外来就医人口的增多，服务压力也愈来愈大，相关部门应科学测算未来人口规模及其变化，根据人口发展特征制订卫生资源配置计划，调整现有的资源布局，满足未来就医需求，缓解服务压力。接下来长三角三省一市应根据自身特点优化卫生资源布局，调整卫生资源供给策略，加强卫生资源共享，加快卫生资源流动，使得地区之间相互帮扶，尽快补齐短板。

2. 科学增加卫生费用投资，提高区域卫生服务能力

卫生总费用能够体现政府对卫生事业的重视程度以及对医疗卫生费用的负担程度。2018年上海市、江苏省、浙江省、安徽省的卫生总费用分别为2301亿元、4035亿元、3117亿元、1998亿元。一方面，各地区应逐步提高政府卫生支出的比重，从而降低个人卫生费用，减轻群众就医负担，同时应控制政府卫生支出的增长速度，以免政府财政不堪重负，只有使其保持在合理增长区间范围内，才能让产出成果更好地惠及全体人民，有效地提升卫生服务能力，推进人人享有基本

① 陈秀芝、彭颖、康琦等：《长三角地区卫生资源集聚度评价分析》，《中国卫生经济》2021年第3期；张凯丽、罗娟、邓硕哲等：《基于AHP-TOPSIS法的长三角地区城市医疗卫生服务评价》，《医学与社会》2020年第12期。

医疗卫生服务持续深入；另一方面，利用好长三角地区的区位优势，充分发挥市场机制的作用，在符合国家卫生标准的前提下，鼓励私人医疗机构的创办经营，增加社会卫生支出。

（二）打造绿色长三角，提高人民健康福祉

党中央高度重视我国的生态环境保护建设，习近平总书记在党的十九大报告中提出"坚持人与自然和谐共生，必须树立和践行绿水青山就是金山银山的理念"。生态环境质量不仅影响国家和地区的经济发展，更对人民的健康水平造成直接的影响，打造绿色长三角，对提高人民健康福祉有着重要意义。

1. 加强长三角区域协调治理，共商生态环境建设

长三角区域一体化是长三角地区三省一市共同的发展方向，生态环境保护建设同样需要协同推进。长三角地区 2009～2018 年节能环保支出均呈波动上升的态势，表明各地政府越来越重视节能环保建设。为进一步提高长三角地区总体的生态环境建设水平，各地政府应共同协商，充分依托长三角的区位优势，探索区域生态环境一体化建设。

第一，有关长三角地区生态环境政策的制定，应该由三省一市共同协商确定，提高省际对话频次，建立长期的协作共商机制，对长三角地区的生态环境质量作统一的高标准要求，既要当经济发展的排头兵，又要成为生态环境保护的标杆。

第二，各地区可以共同组成环保监督委员会执行相关政策。对排污量、林业面积、森林覆盖率等环保指标作定期测量并记录，制定相应的奖罚政策，提高各省市对生态环保事业的重视程度。由于各地区域面积、经济水平的不同，环保指标的合格标准应该因地制宜，保障政策执行的公平性。

第三，区域间协调治理并不代表权责模糊，互相推诿，各省市、各部门必须遵循权责统一的原则，将政策落实到位，将责任具体到每一个基层部门。

第四，探索建设环保数据与环保技术共享机制，建立长三角区域内的环保大数据平台，实现区域内数据共享，在保证环保技术专利权限的基础上，全力推广更加节能、更加绿色的新型排污技术，减少大气污染与水污染，保障人民的生活环境，以提高人民的健康水平。

2. 强化生态环保法制建设，提高人民生态环保意识，共建健康生态环境

法律法规是我国上层建筑的重要组成部分，法制建设是我国生态环境可持续发展的重要保障。随着对生态环境保护的重视程度逐渐提高，我国有关环境保护的法律法规体系也逐步健全。对于长三角区域生态环境建设执行效果较好的环保政策，应该积极争取将其上升到法律高度，强化环保政策的约束和激励作用。人民群众的健康是经济发展的基石，破坏环境会使人民处于亚健康的生存环境，对身体健康造成不良影响，进而影响劳动力资源的供给，不利于经济的可持续发展，更不利于社会的长治久安。对于长三角地区废气废水的排放标准，必要政策可以上升到立法层面，更加严格地要求和规范社会责任主体的行为，以进一步巩固长三角地区在全国经济发展中的领先地位，保证区域内法制建设水平的协调化，造福百姓，提高人民生活健康水平。

另外，在强化法律约束的同时，更要提高广大人民群众的生态环保意识。经济社会是由人民组成的，必须准确把握"共建、共治、共享"的社会治理制度的核心要义，树立以人民为中心的思想，倡导各类社会主体共同参与生态环境保护建设，增强人民群众的环保责任意识，将健康、环保的理念深入人民群众中去。各社区、居委会要做好基层的环保宣传工作，让大家认识到保护环境就是保护自己的身体健康，让人民群众成为社会治理的主体，共同建设美丽家园，收获共享成果。将生态环境保护意识深入人民群众中去，不仅有助于提高国民的身体健康水平，更对人民整体思想素质的提升有着重要的作用和意义。

（三）建设文明长三角，提高健康红利水平

习近平总书记在党的十九大报告中指出："教育是民族振兴、社会进步的重要基石，是功在当代、利在千秋的德政工程，对提高人民综合素质、促进人的全面发展、增强中华民族创新创造活力、实现中华民族伟大复兴具有决定性意义。"教育水平的提高，有助于推动劳动力人口综合素质的提高，从而促进健康红利水平的提升。

1. 推进长三角地区教育事业协调发展，实现教育资源共享

长三角地区三省一市 2009~2018 年教育经费的投入逐年增加，对

教育事业的重视程度越来越高。但各省市之间学科、师资等教育资源仍存在不平衡、不协调的状况，推进长三角地区教育资源的共享，对提高长三角地区整体的教育水平具有重要意义。充分利用互联网，建立线上教育信息资源共享平台，畅通长三角地区学科交流渠道，带动教育薄弱地区的发展，促进各学科综合进步。教育资源的共享有助于提高人民的受教育水平，从而培养高素质的劳动人口，为未来经济的发展储备人才。

2. 关注高等教育，注重职业技能的培养

高等教育直接与社会就业市场接轨，是一个国家和地区教育事业的重要组成部分。但目前高校的学科建设和教学内容多集中于理论方面，对学生的职业技能水平缺乏足够重视，导致大学生毕业后出现纸上谈兵、动手能力差的现象。应注重大学生职业技能的培养，开设相关课程，强化大学生群体的社会责任意识。

健康红利影响着经济发展所需的劳动力资源，健康红利的提高意味着劳动人口的健康水平的提高，经济社会得到健康的人力资源的补充，从而促进经济的良性发展。坚持教育优先发展战略，培养身心健康的高学历人才，提升未来劳动力人口的综合素质，既注重身体健康，又提高思想觉悟，努力形成高素质、高水平的健康红利，这是推动长三角地区经济长期协调发展的必然要求，也是提高我国综合国力的必行之策。

健康中国研究（第一辑）

第 188~207 页

© SSAP，2022

全科医生制度支撑的社区
健康管理困境与对策研究

——以《基本医疗卫生和健康促进法》为视角*

胡汝为　冯　暄　吴兢兰**

摘　要　全科医生制度是施行分级诊疗，建立以社区健康管理为核心的医联体的基本要素。文章从制度分析与发展框架的视角，结合我国新颁布的《基本医疗卫生和健康促进法》，分析全科医生制度在支撑社区健康管理中发挥的作用，存在的权利义务规范不明、家庭医生服务协议性质不清等问题，以及提出明确全科医生区别于专科医生的法律地位、建立多维度评价标准等建议。

关键词　全科医生　家庭医生　社区健康管理　医联体

与专科医生只对病情的某阶段负有责任不同，全科医生是综合程度较高的医学人才，主要在基层承担预防保健、常见病多发病诊疗和转诊、病人康复和慢性病管理、健康管理等一体化服务。全科医生具有首诊服务、可及性、连续性、持续性和协调性等核心特征功能，被认为是全民基本医疗卫生服务的主要提供者，是家庭医生团队的主要

＊　本文为国家社科基金一般项目"以社区健康管理为核心的医联体的政府管制研究"（17BGL190）阶段性成果。

＊＊　胡汝为，中山大学公共卫生学院副教授；冯暄，中山大学法学院研究生；吴兢兰，中山大学公共卫生学院研究生。

组成，是全民健康的"守门人"。① 家庭医生式服务是以全科医生为主要载体、以社区为范围、以家庭为单位和连续的健康管理为目标，通过契约服务的形式提供连续、安全、有效和适宜的综合医疗卫生服务和健康管理的服务模式。② 全科医生制度是发展全科医学、培养全科医学人才、提供全科医学服务的一系列制度安排。③ 党中央、国务院发布《"健康中国 2030"规划纲要》，提出了健康中国建设的目标和任务，加快推动从以治病为中心转变为以人民健康为中心。2019 年公布的《基本医疗卫生和健康促进法》（以下简称《基本医疗法》）是我国首部卫生健康领域的基本法，其"健康融万策"的理念就是对基本医疗卫生体系建设提供顶层设计法律保障的体现。2020 年 2 月 14 日，习近平总书记在中央全面深化改革委员会第十二次会议上指出，要持续加强全科医生培养、分级诊疗等制度建设，推动公共卫生服务与医疗服务高效协同、无缝衔接，健全防治结合、联防联控、群防群治工作机制。全科医生制度的完善，全科医生核心特征功能的加强，不仅需要从顶层设计确立发展原则和宗旨，更需要中观层面的管制工具去保障，在公共卫生体系面临全面改革以完成国家治理体系和治理能力在卫生健康领域现代化的过程中，全科医生、分级诊疗等关键制度要素必须紧密结合发展提升。在 2020 年《政府工作报告》提出的卫生健康工作任务也强调"提高基本医疗服务水平"，坚决守护人民健康。2019 年底以来的新冠肺炎疫情，是新中国成立以来在我国发生的传播速度最快、感染范围最广、防控难度最大的一次重大突发公共卫生事件。自 2021 年 5 月以来广东、江苏等地发生境外变异毒株在国内社区传播的新一轮疫情，再次对构建和完善中的公共卫生应急管理体系提出挑战，尤其是作为织密织牢第一道防线的核心主体，社区卫生服务中心及家庭医生团队在保障居民日常医疗救治和健康管理工作的基础上，短时间内快速完成全员检测和疫苗接种等应急工作。新冠

---

① 李学成：《全科医生法律制度的功能定位与立法模式研究——以英美全科医生法制的国际经验为视角》，《金陵法律评论》2015 年第 1 期。

② 余漧、张天晔、刘红炜、董雪芬、李水静：《上海市社区家庭医生制服务模式的可行性探讨》，《中国初级卫生保健》2011 年第 10 期。

③ 代涛、黄菊、马晓静：《国际全科医生制度发展历程：影响因素分析及政策启示》，《中国卫生政策研究》2015 年第 2 期。

肺炎疫情把卫生法治发展推到了政府、社会、公众都关注的决策视野中。2020 年 4 月 17 日第十三届全国人民代表大会常务委员会第 50 次委员长会议通过的强化公共卫生法治保障立法修法工作计划就明确综合统筹、适时制定修改包括《基本医疗法》在内的系列法律。故本文试以《基本医疗法》中的相关法条的适用性作为分析内容，结合制度分析和发展框架，探索全科医生制度支撑的社区健康管理困境，并提出相应的对策。

一　全科医生制度框架

各国的医疗制度都面临的共性挑战是规定医疗行业、健康产业和其他参加者各自的组织结构和他们之间的关系，以及对所有参与者的不同的监管制度。作为制度主义和公共选择理论的布鲁明顿学派的一部分，奥斯特罗姆的制度分析和发展框架（Institutional Analysis and Development framework，IAD）提供了多层次的分析思路，即宪法选择规则、集体选择规则和操作选择规则以及这些规则与人们对其进行选择、采取行动的相关分析层次之间的联系（见图 1）。其中中观层面的政策决策的制定、管理和评判发生在集体选择层次。该框架一经提出便被广泛应用于各种实际情景，尤其是公共管理方面的研究分析当中，被学者公认为是分析现实情境的"操作指南"。① 采用制度分析和发展框架理论，结合我国全科医生制度发展建设情况，构建出全科医生制度框架（见图 2）。

（一）行动舞台

在制度分析和发展框架中，行动舞台是指"一个广泛存在于公司、市场、地方、国家、国际等各种和各级事务中的社会空间"②，在此社会空间内，各方主体相互作用。对于全科医生制度而言，该行动舞台即在一定范围内具有相关权利义务关系和内在互动关系的主体间，为了解决

---

① 徐靖逸：《上海基层社区文化中心的制度分析和发展（IAD）研究》，硕士学位论文，复旦大学，2014，第 44 页。
② 孙文：《论奥斯特罗姆的公共治理理论及其对中国公共治理改革的启示》，硕士学位论文，山东大学，2011，第 55 页。

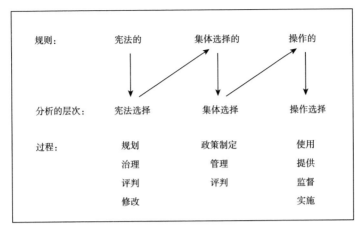

图 1　规则和分析层次之间的关联

资料来源：Ostrom《公共事务的治理之道》。

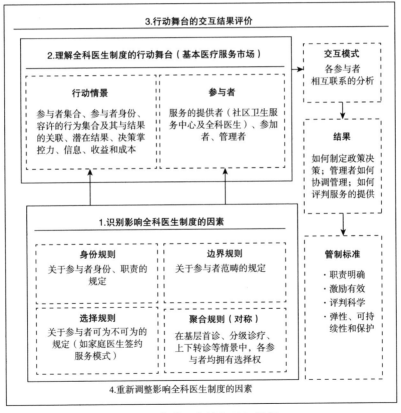

图 2　全科医生制度 IAD 框架

基本医疗卫生需求，相互配合、内在联系的社会空间，即我国的基本医疗服务市场。《基本医疗法》规定，基本医疗卫生服务是指维护人体健康所必需、与经济社会发展水平相适应、公民可以公平获得的，采用适宜药物、适宜技术、适宜设备提供的疾病预防、诊断、治疗、护理和康复等服务。公民依法享有从国家和社会获得基本医疗卫生服务的权利。基本医疗服务市场作为全科医生制度的行动舞台，各个参与者之间具有内在联系性，同时他们的服务内容具有特殊的专业性。

1. 内在联系性

全科医生制度内各个参与者间的内在联系在于《关于推进家庭医生签约服务的指导意见》（国医改办发〔2016〕1号）中提出的"居民或家庭自愿选择一个家庭医生团队签订服务协议"，由"家庭医生团队为居民提供基本医疗、公共卫生和约定的健康管理服务"。社区的健康管理服务，通过"家庭医生"的契约模式，提高可及性，对慢病患者进行健康管理，使人们保持健康、治愈疾病，促进医患关系的改善，同时在患者需要的时候提供恰当的转诊协调服务。① 基本医疗服务的效率直接取决于这种内在联系性，即能否有想象力地充分利用人与人之间的互动。这种互动是在劳动密集度更高的、受教育程度更高的工作人员之间发生的。②

2. 专业性

不同于一般的公共服务，医疗卫生服务具有其特殊的专业性，其提供者仅限于接受系统专业的培养教育，掌握医学知识与医疗技能并具有从事医疗工作资质的特定人群。由于医疗卫生服务具有的专业性，该人群拥有了特别的准入标准，也具有不可替代性。

（二）行动情景

IAD框架将众多复杂、抽象的影响因子归纳为7组变量，直接作

① K. Grumbach, T. Bodenheimer, P. Grundy. "The Outcomes of Implementing Patient - Centered Medical Home Interventions: A Review of the Evidence on Quality, Access and Costs from Recent Prospective Evaluation Studies, August 2009," *Patient-Centered Primary Care Collaborative*; L. Shi, J. Macinko, B. Starfield, R. Politzer, J. Xu. "Primary Care, Race, and Mortality in US States," *Soc Sci Med*, Vol. 61 (2005), pp. 65–75.

② 哈特·朱利安·图德：《医疗服务的政治经济学》（第2版），格致（原汉大）出版社，2014。

为研究对象的行为过程的结构：①面临着集体行为问题的参与者集合；②参与者在这种环境中担任的职位或扮演的角色；③每种职位或角色的参与者可以进行的行为；④个人或集体对某种行为的控制水平；⑤与每种可能的行为组合的可能结果；⑥行为人可获得的信息量；⑦与每种可能行为和结果相关的成本和收益。行为环境的这七个特征可以视为影响参与者偏好、信息、策略和行为的核心微观变量。每种特征都可以采取多种形式，这种形式影响了个人如何处理集体行为问题。在我们所研究的对象中，这7组变量可归纳为以下的部分。

1. 参与者集合

在全科医生制度中，参与者集合具有三个重要属性：①参与者数量，也即是参与该关系的医生、签约公民和行政管理者的数量；②参与者以何种方式参与到行动当中，目前是以社区卫生服务中心为单位，为服务对象提供以契约式服务为基础的健康管理；③其他个别属性，如居民的性别、受教育程度、健康状况、收入、年龄等。

2. 参与者身份

①参加者。即签约公民，是全科医生服务的接受者。②提供者。是提供全科服务的参与者，即基层医疗卫生机构及其家庭医生团队。③管理者。全科医生制度的管理者，即各级政府及其卫生行政部门。

3. 容许的行为集合及其与结果的关联

在医联体这个重要的行为集合组织中，全科医生处在衔接上下的枢纽地位。他们作为转诊制度的核心，对双向转诊及患者合理选择所需的医疗卫生服务起到了不可或缺的作用。推进医联体的有效建设，以社区健康管理为核心，以全科医生制度为支撑，比起以治疗疾病为核心、以综合医院为龙头的模式更符合基本医疗的任务，即把个人当作一个整体对其健康权进行全面保障而不仅仅是疾病本身。

4. 潜在结果

①参与者从全科医生制度中直接取得的结果，如健康生活方式加快推广，重大慢性非传染性疾病发病率上升趋势得到遏制，重点人群健康状况显著改善等。②和全科医生的诊疗相关的物质回报和支出，如基层医疗卫生机构支出的成本与收获的社会效应等。③参与者对医疗服务质量的综合评估。

5. 决策掌控力

行政部门作为医疗活动的监管者，对全科医生制度的施行具有最大的掌控能力。卫生行政主管部门负责对本辖区医疗机构及其家庭医生服务团队开展家庭医生服务进行监督评价。① 而医疗服务的接受者相对于提供者而言具有更大的选择空间，尤其是在综合医院与社区医疗机构，专科医生与全科医生在可以被自由选择的情况下，根据自己的实际需要自主选择是否参与全科医生服务和以怎样的程度接受全科医生服务，因而亦具有一定的主动权。而全科医生作为提供者，除了完成监管者要求的对社区基本医疗和公共卫生肩负的特定功能外，并没有对其服务整体运行拥有太多的掌控力。

6. 信 息

不同参与者相互之间的信息掌握情况对行为的结果有较大的影响。医疗服务的提供者是否确切了解服务接受者的现状以及其医疗需求，是否对其健康状况做出连续的、整体的记录、分析和评估，并随时调整管理方案；或是医疗服务的管理者是否对医疗服务市场的现状有充分的认识、做出清晰的决断并选择合适的管制工具，均深刻影响着全社会对整个医疗服务质量的评价。

7. 收益和成本

病人对"守门人"功能的接受程度，取决于他们对基本医疗服务的信任：基本医疗服务相对于其所承担的职责来说是否合适和有效。比如对于使用基本医疗服务的病人，绝大部分可由全科医生处理，则医疗费用会降低。但要准确地筛选出需要转诊的病人，则需要高质量、经验丰富的全科技术人才，以及专业的教育培训和足够咨询时间来实践这些技能。这些需求反而增加了基本医疗服务的实际成本。因此，如果全科医生要有效发挥其临床功能，以证明其值得信任并保持这种信任，就必须增加对基本医疗服务的投入。②

（三） 应用规则

应用规则即在行为过程中为改善结果而得到的可以反复适用的

---

① 深圳市卫生和计划生育委员会：《深圳市家庭医生服务管理办法（试行）》（深卫计规〔2017〕7 号），2017 年 11 月 7 日。

② L. Shi, J. Macinko, B. Starfield, R. Politzer, J. Xu. "Primary Care, Race, and Mortality in US States," *Soc Sci Med*, Vol. 61 （2005）, pp. 65-75.

要求主体为或不为某事以及许可主体拥有特定权利的规范。就理论而言，应用规则有身份规则、边界规则、选择规则、聚合规则、范围规则、信息规则及偿付规则共计 7 种。但根据奥斯特罗姆对应用规则的解释，在某一具体的行动情景中，所有 7 种应用规则并不一定全部存在。笔者认为，在全科医生制度运作过程中存在的应用规则包括以下几种。

1. 身份规则

如前所述，全科医生服务中存在三种不同的参与者身份。服务的提供者和参加者的身份规则目前由家庭医生协议调整。而管理者，依照其法定职责对医疗卫生体制进行规制。

2. 边界规则

对于参加者而言，仅需是所属基层卫生服务机构辖区内的居民即可获得参加者身份。对于提供者需要具备特定的医疗技能和资质，包括机构和人员。在机构层面，《基本医疗法》规定"基本医疗卫生服务体系坚持以非营利性医疗卫生机构为主体、营利性医疗卫生机构为补充"。在人员层面，全科医生与专科医生的权责利区别即为边界规则。对于管理者而言，卫生健康部门作为政府管制的主体，其职责应该是明确的。

3. 选择规则

规定了具有某一特定身份的参与者必须、不得或可以为某一行为的规则。我国大部分地区目前以家庭医生签约服务模式确定选择规则。

4. 聚合规则

聚合规则大致可以分为三类：不对称聚合规则、对称聚合规则以及协议缺失规则。对于全科医生服务，笔者认为使用对称聚合规则最为合适，即在参与者产生相互联系和交流的场景中（如基层首诊、分级诊疗、上下转诊），各参与者均拥有选择的权利。

（四）国外全科医生制度发展状况

英国拥有全世界最好的全科医疗服务体系。全科医疗被称为英国国家卫生服务体系（NHS）中"王冠上的宝石"。[①] 在英国、美国的医

---

① 梁旭：《英国全科医疗改革实践与启示》，《卫生经济研究》2020 年第 4 期。

疗制度中，凡在社区中培训的全科医生被称为"家庭医生"，他们为家庭和社区提供基本的、连续的、综合的医疗卫生保健服务。英国的家庭医生签约制度为加拿大、爱尔兰、新加坡、中国香港等国家或地区效仿。家庭医生签约制度雏形初现于1911年的《全民保险法案》（National Insurance Act），1946年英国通过《全民保健服务法案》将这一制度彻底确定下来：家庭医生作为基础性医疗服务的核心，承担了疾病监测、慢性病管理、保健咨询等大量的基础医疗任务。有数据显示，近75%的患者的健康问题在家庭医生处得到解决。① 患者与作为"独立合同人"的家庭医生直接签订医疗服务合约，而家庭医生与NHS机构签订全科医疗服务合约，该合约确定了英国家庭医生享有的权利和义务、服务的患者人数和薪酬以及约束家庭医生的监管机构。家庭医生拥有的权利包括取得报酬、得到安全保证、拥有明确的投诉渠道等，义务则涵盖了尽可能提供优质的医疗服务、接受继续教育、与其他NHS员工积极合作共享、保护患者的知情权和隐私权等多个方面。

美国家庭医生签约制度的双方是家庭医生与代表投保人的保险公司。保险公司以一定金额购买家庭医生提供的基本医疗服务，由于此种购买采用年预付制，投保人越健康，家庭医生的盈余越高，促使家庭医生提供节约成本、提高效率和积极服务的方式提高收益。

和英国类似，加拿大同样通过立法手段规定了三级医疗机构的划分。与英国家庭医生为NHS体系服务不同的是，加拿大全科医生大部分属于个体经营的状态，居民与全科医生可以双向选择，全科医生的薪资水平也与其名下的签约居民数目直接相关。

虽然各国的全科医生制度在支付管理方式、经营状态等方面各有不同，但用立法去规定患者初次就诊和转诊的流程顺序是各国提高医疗系统整体效率的必经之路。制度健全的签约机制则给参与这一社会关系的医患双方提供了不可或缺的法律保障。因此，有必要从我国卫生健康领域内的第一部基础性、综合性的法律《基本医疗法》着手，以全科医生制度的运行机制为对象，从制度分析和发展框架的角度进行剖析，从医疗资源分配和使用过程中的"行动舞台"探究我国全科医生制度支撑的社区健康管理发展困境及其原因。

① 曹薇薇：《英国家庭医生签约制度及其启示》，《医学与法学》2017年第1期。

二　全科医生制度发展陷入困境的原因

（一）政策制定层面的原因

1. 全科医生制度组织结构的立法缺失，选择规则没有形成

20 世纪 80 年代后期，全科医学引入我国。中华医学会全科医学分会于 1993 年成立，标志着我国全科医学学科的诞生。1997 年《中共中央 国务院关于卫生改革与发展的决定》中指出，要"加快发展全科医学，培养全科医生"。这是我国第一次在国家文件中明确规定培养全科医生。1999 年 7 月，卫生部等 10 部门联合下发《关于发展城市社区卫生服务的若干意见》，提出"要努力造就一支高素质的以全科医师为骨干的社区卫生服务队伍，适应居民对社区卫生服务的需求"。2012 年 6 月，国家发改委、卫生部等五部门联合出台《关于印发全科医生执业方式和服务模式改革试点工作方案的通知》，在总体目标中明确提出探索推行防治结合的契约服务。虽然政府部门近些年出台了多部卫生政策文件，不断对全科医生制度进行完善，但目前只有法律效力层级最低的规范性文件对全科医生的培养和使用进行规范，没有上位法对在公立医院、社区基层医疗卫生机构、疾病预防控制体系等不同岗位上的全科医生的分工、协作机制和应承担的责任进行规定，凸显我国全科医生制度在组织结构层面立法缺失问题。

公立医院和基层医疗卫生机构虽然同为保障居民健康的机构，由于分工不彻底，又存在一定的竞争关系，[①] 即使已经建立了医联体，医疗机构依旧存在定位不准确、三级医院"大小病通吃"的"虹吸"现象。例如 2015 年广州市基层医疗机构占总医疗机构的 86.5%，但接诊人数仅占广州医疗卫生总接诊人数的 33.3%。[②] 2020 年新冠肺炎疫情初期，居民蜂拥而至扎堆大医院，增加了感染病毒的风险，基层医

[①]　C. Dunlop, A. Howe, D. Li, L. N. Allen, "The Coronavirus Outbreak: the Central Role of Primary Care in Emergency Preparedness and Response," *BJGP Open*, Vol. 4 (2020).

[②]　朱韵雅：《广州市分级诊疗模式实践研究》，硕士学位论文，暨南大学，2016，第 59 页。

疗卫生机构未能起到分流病人、减少恐慌、缓解医疗资源挤兑状况、减轻医疗系统压力的作用。究其原因，主要还是在于组织结构的立法缺失。我国《医疗机构管理条例》《医院分级管理办法》仅对医疗机构的"等级"做了粗略的划分，对于各级医疗机构可以提供、必须提供的服务内容没有做出限定，因此在实际操作中，三级医疗机构往往承担了居民大部分的医疗服务。

2. 全科医生制度主体行为规则的立法缺失，身份规则不明确

2011 年国务院出台的《关于建立全科医生制度的指导意见》围绕全科医生的培养模式、执业方式、使用激励等做出了一系列顶层设计。同时指出，建立全科医生制度是保障和改善城乡居民健康的迫切需要。2017 年，国家卫计委下发的《关于做实做好 2017 年家庭医生签约服务工作的通知》强调"要积极推进全科医师规范化培训和助理全科医生培养，对符合条件的基层在岗执业医师或执业助理医师进行转岗培训，实行全科医生双注册制度等措施，有效扩充全科医生队伍"。为贯彻党的十九大和全国卫生与健康大会精神，国务院办公厅于 2018 年 1 月 14 日发布了《国务院办公厅关于改革完善全科医生培养与使用激励机制的意见》，指出要扩大全科医生转岗培训实施范围，鼓励二级及以上医院有关专科医师参加全科医生转岗培训，对培训合格的，在原注册执业范围基础上增加全科医学专业执业范围，允许其在培训基地和基层医疗卫生机构提供全科医疗服务。同时该意见强调加强基层卫生服务机构体系建设，落实家庭医生签约制度并推进分级诊疗制度，力争到 2030 年，城乡每万名居民配备 5 名合格的全科医生，基本满足健康中国建设的需求。① 这些文件围绕全科医生的培养、使用、管理进行了规定，但是缺少对全科医生的职责、权利义务等方面的规范。我国已经生效的法律中并没有对全科医生的权利和义务进行单独调整，只有《执业医师法》的通用性规范。现行的《执业医师法》制定于 22 年前，实质是一部规范医疗诊疗活动临床医师的法律，主要条款内容如权利义务、执业规范等已不适合作为目前全科医生和公卫医师在社区完成"医防结合"的

---

① 《国务院办公厅关于改革完善全科医生培养与使用激励机制的意见》（国办发〔2018〕3 号），2018 年 1 月 14 日。

健康管理具体工作的合法性依据。2021 年 8 月 20 日十三届全国人大常委会第三十次会议表决通过了《中华人民共和国医师法》（以下简称《医师法》），该法自 2022 年 3 月 1 日起施行，《执业医师法》同时废止。《医师法》的多项条款都对基层医疗卫生队伍和服务能力建设提出要求，并对公卫医师的职责做出规定，规定其从事人群疾病及危害因素监测、风险评估研判、监测预警、流行病学调查、免疫规划管理、职业健康管理等公共卫生工作，但仍未明确规定全科医生在基层医疗卫生机构中的权利和义务。无论"全科医生"或"专科医生"，均属于执业医师，但二者的功能和在提供不同的医疗服务过程中的权利义务是有区别的。即便是《基本医疗法》，也没有把全科医生单列一章对其首诊服务、可及性、连续性和协调性的核心特征功能赋予匹配的制度保障。如前所述，英国在《NHS 宪章》中罗列了家庭医生享有的 5 种权利和应当履行的 15 种义务，如此设置让医患双方的法律关系内容一目了然，也便于解决可能出现的纠纷。我国的《基本医疗法》第四章"医疗卫生人员"没有对全科医生特有的一系列权利义务做出规定，使得全科医生的权利义务不明确，缺乏可操作性。例如，全科医生按照现在国家对基本医疗服务的要求，工作地点是区域性的，不只是在所在单位，因此，面临需要在执业场所之外上门提供服务的情景时，全科医生是否仍具备与在其执业场所相同的权利便成为一个问题。

（二）管理过程的原因

1. 人才激励机制不健全，边界规则不清晰

英国全科医生宪章推动了全科医生收入大幅提高，涨至接近低级专科医生收入的水平；国家拨款给其建诊所，提供办公场地和聘请护士维持团队运作的大部分经费并资助其进修。[1] 而在我国，受制于收支两条线，家庭医生签约服务乃至其所依托的社区医疗机构所能得到的财政资源十分有限，与其所预期承担的责任不相匹配。全科医生制度以家庭医生签约模式来发展，我国大部分地区都是以团队式服务为主，但团队中负责转诊协调这一核心功能的人员都是自行配置，

---

[1] 曹薇薇：《英国家庭医生签约制度及其启示》，《医学与法学》2017 年第 1 期。

而且常常是一岗多职，使本应作为基本医疗服务核心特征功能的转诊协调也流于形式。要解决此类问题，显然需要建立一套完善的激励机制，使得全科医生这一职业对高学历、高技能人才具备相当的吸引力，并在选择规则层面得到支撑，确立一套健全的全科医生培养和使用规则，使全科医生有足够的动力和能力学习掌握更多的全科医学知识与技能。

2. 全科医生的临床水平认可度不高，应用规则无法发挥

许多患者习惯于"有病去医院"，而我国的全科医生制度尚处于起步阶段，基层医疗服务机构开展健康管理的水平参差不齐，部分居民对于全科医生的临床技能不甚了解，更谈不上信任，更多的是因为免费体检、常规开药和更高比例的保险额度才与全科医生形成医疗服务关系。在其身体不适的情况下，更多选择综合医院，这种就医行为加剧了医疗资源的浪费。

3. 分级诊疗制度没有成为整合式医疗服务体系的基石，聚合规则没有形成

分级诊疗是各国推行整合式医疗服务体系的基石，是聚合规则的应用场景，而《基本医疗法》中对分级诊疗制度的描述仅有寥寥数笔。其第30条规定："国家推进基本医疗服务实行分级诊疗制度，引导非急诊患者首先到基层医疗卫生机构就诊，实行首诊负责制和转诊审核责任制，逐步建立基层首诊、双向转诊、急慢分治、上下联动的机制，并与基本医疗保险制度相衔接。"分级诊疗制度并没有强制实施，目前尚无法律规定分级诊疗的具体流程和法律责任，只是通过医保比例的调整来激励。医疗卫生服务规制属于社会性规制，与经济性规制不同，其中心不应当是探讨在规模报酬递增的情况下的定价与费率结构问题。当患者对自己的疾病没有明确的认识，全科医生也无法对其进行详细的解释和推荐明确的专科医生，他们会选择到综合医院凭自己的经验和不多的医学知识自行挂号就医，而我国的综合医院专科科室之间也没有制度化的转诊服务，使大量的患者会重复在不同的科室挂号、寻求专科医生建议、做各种检查等，在期待的健康权的维护和经济收益二者之间，患者更倾向于前者，使得各级医疗资源的使用并不能适得其所。

4. 家庭医生签约协议的性质不明确，选择规则缺失

家庭医生服务协议期限的长短，属于私法上的合同抑或行政合同，其纠纷应当如何解决都有待明确。2018 年国家卫生健康委员会、国家中医药管理局联合下发了《关于规范家庭医生签约服务管理的指导意见》，该意见以部门规章的形式对家庭医生签约服务的总体思路、主要目标、服务主体等做出了一定的规定。但该指导意见并不能解决家庭医生签约服务中的大部分问题。一方面，《关于规范家庭医生签约服务管理的指导意见》对于签约居民的义务并未做出详细解释，仅规定"签约居民须履行签约服务协议中约定的各项义务，并按照约定支付相应的签约服务费"。这在一定程度上导致了签约居民所应履行的法律义务完全模糊，转诊协调功能不仅仅是全科医生单方面提供的，也需要居民做出配合，如每次到综合医院就医后与全科医生反馈和商量该次就医情况，使全科医生能对疾病发展和控制有全面的掌握从而纳入健康管理的内容，而不是和专科医生一样只对疾病的某个环节进行治疗。另一方面，《关于规范家庭医生签约服务管理的指导意见》中对于签约主体不同义务的规定也较为含糊，其中规定的提供服务主体包括开展家庭医生签约服务的机构、全科医生及其团队。但不同的主体进行签约要承担的法律责任是完全不同的，如机构层面作为法人是可以独立承担相应的法律责任的，医生和医生团队是机构的一部分，他们能承担的责任也与法人是完全不同的。同时，该指导意见仅是由有关部委下发的部门规章，其法律渊源效力层级较低。

《基本医疗法》亦未对家庭医生服务签约协议的法律性质做出规定。《基本医疗法》第 31 条规定："国家推进基层医疗卫生机构实行家庭医生签约服务，建立家庭医生服务团队，与居民签订协议，根据居民健康状况和医疗需求提供基本医疗卫生服务。"目前对家庭医生签约服务协议的主要争议在于其性质属于民事合同、行政合同还是行政指导。民事合同是由财产的流转和归属形成的，这里的财产权关系旨在区别于人身权。民事合同调整的范围不包括人格权，而生命权、健康权均属于人格权的范畴。虽然家庭医生签约服务协议确实是由医患双方通过自愿的意思表示设立的法律关系，但调整居民健康权的家庭医生签约协议在性质上是不符合民事合同的定义

的。由于缺乏相关法律进行约束，实务中往往将家庭医生签约服务协议当作一种民事上的无名合同处理。笔者认为这样的处理方式是不妥的。

行政合同是指行政机关为实现公共利益或者行政管理目标，与公民、法人或其他组织协商订立的具有行政法上权利义务内容的协议。行政合同的一方主体必须是行政主体。而家庭医生签约服务协议的签约双方均不具备行政主体的主体特征。目前来看，大多数学者认为该协议属于无名合同，少数认为该协议兼具公法与私法色彩。重庆市第五中级人民法院（2016）渝 05 民终 75 号民事判决书与重庆市高级人民法院（2016）渝民申 2286 号民事裁定书均认定，作为家庭医生服务合同的《知情同意书》不具备一般医疗服务合同的特征，更符合医疗公共卫生惠民政策的特征。① 我国目前的家庭医生服务协议对签约居民缺乏约束力，居民在签约后仅享有接受体检、就诊、预防等服务的权利而不需要承担任何义务，而签约的家庭医生只能承担提供健康管理服务的义务却无法享有任何权利。在法治日渐健全、社会关系越发依赖法律调整的今天，以一种缺乏权威性、约束力的政策去保障人民群众最为关键也最为重要的健康权，显然不利于健康中国行动的实施。

（三）评判方面的原因

1. 个人层面，全科医生的决策掌控力亟待提升

我国对全科医生的培养与其他专科医生并无显著区别，严重限制了全科医生"全"的特长。全科医生提供的"一篮子"基础保健，需要宽厚的医学专业教育、长期持续的继续教育以及大量的时间和精力，但付出此类成本后，全科医生所得到的收益及其对整合型医疗服务体系的掌控力并没有增强，其对患者的专科转诊控制力没有改变人们的就医行为模式，也无法体现其"全"之所长。

2. 组织层面，基本医疗服务质量评价维度单一

目前以非营利性医疗卫生机构为主体的提供体系中，政府既做运动员，又做裁判员，就会产生谁来管制管制者的问题。在制定政

---

① 陈圳、郑森文：《家庭医生服务合同研究》，《中国卫生法制》2019 年第 1 期。

策、执行政策和考核评估都是同一主体的情况下，管制效果难以真正反映。同时政府也缺乏可对基本医疗卫生服务质量进行全面的，以社区为核心、以患者为中心、以家庭为起点的多维度评价的标准，全科医生对居民的健康管理没有完整的评价体系，也缺乏患者参与的包括集体行为、公共资源与实践推动的多元评价方法。社区医疗服务机构在信息共享、协调转接上存在信息壁垒，一个社区卫生中心往往只能与其上级的综合医院做到信息互通，而与其他医院或基层医疗服务机构无法进行信息交流。我国目前提供多种基本医疗卫生服务包供居民选择，但基层社区卫生中心也缺乏有针对性的制度化的收集不同服务包的体验过程和满意程度的方法，使评判环节缺少基于循证的量化结果，无法用以改变居民的就医行为模式。

三 完善全科医生制度支撑的社区健康管理的对策

（一）政策制定方面的建议

1. 政府管制的中观决策要建立选择规则

医疗卫生保障体系是需要国家出资或主要由国家出资才能建立起来的公益性价值取向的公民健康权实现体系，没有其他组织或个人能够取代国家在这一进程中的作用。也只有国家才能确保医疗卫生保障的公益性主流价值，才能满足人民日益增长的医疗卫生保障需求，实现整个社会的和谐与稳定。保障一个国家的全民基本医疗服务水平不断进步，是离不开法治的力量的。通过立法授权的方式，明确全科医生制度的管理主体和程序，明确规定其行政权力的界限和对基层医疗卫生服务机构所承担的职责势在必行。

政府在医疗行业应该管制而不是放松管制，其作为整合式医疗服务体系的提供者、监管者，对行动舞台中的选择规则进行确立，责无旁贷承担"看得见的手"的作用。而医疗服务市场规则的缺乏、选择的无理性和医疗风险的不可确定性，也正是行政法对社会性管制进行约束的具体内容建构的入手点。

2. 明确基本医疗卫生服务关系中的身份边界规则

作为一部"卫生基本法"，《基本医疗法》中应当包括全科医生的定义、准入标准和执业范围的内容，明确身份边界规则，以选择规则的应用前提，重新建立公民对基层医疗服务机构的信心。同时在《基本医疗法》的框架下制定《全科医生管理条例》，明确界定全科医生和公卫医师的法定职能、功能定位、能力要求、工作范围、执业范围和责任体系，全面规范全科医生的培养、考核、准入、认证、使用、评价、激励等制度，为全科医生和公卫医师在各级医疗卫生机构中以团队式服务加强健康管理和疾病预防的分工和协作确立依据。而居民在签订家庭医生服务协议后除了享受其权利外，也必须履行在签约全科医生处首诊、接受全科医生的随访管理、配合全科医生工作等的义务。

3. 明确分级诊疗和医联体组织结构的法律依据，提供聚合场景

《基本医疗法》将医疗卫生机构划分为"基层医疗卫生机构"和"医院"两个层级，并分别规定了二者的主要任务。结合新冠肺炎疫情的经验教训，同时对基层医疗卫生机构在公共卫生应急事件中的责任界定和工作流程做出规定。大量研究表明，以人为本的社区健康管理，即基层医疗服务机构综合运用医学、管理学、经济学等多学科知识，为社区居民提供个性化的健康管理服务与风险预测服务，是建立整合式医疗服务提供体系的基础，也是促进社区居民健康水平上升的手段。将医师、患者、设备、资金、信息整合于一体的医联体制度无疑是分级诊疗制度的优质载体，也是基本医疗服务市场这一行动舞台的聚合规则应用场景。

（二）管理方面的建议

1. 明确不同主体身份规则

对家庭医生协议的性质进行明确，对政府、机构、个人的权利义务进行规范，是《国务院关于实施健康中国行动的意见》提出的"强化政府、社会、个人责任，加快推动卫生健康工作理念、服务方式从以治病为中心转变为以人民健康为中心，建立健全健康教育体系"的制度保障。从根本特征上看，公共卫生行业是一个多学科交叉、融汇的行业，而公共卫生医师和全科医生作为行业的主体，也体现了这一特点，即人员知识背景的多元性，包括预防医学、临床医学及诸多相关专业知识。① 团队的人员配置要多样化和职业化，形成包括全科医生、公共卫生医生、全科护士、专科医生、公共营养师、健康管理师、心理咨询师、药剂师、社区志愿者等成员的家庭医生团队，使各成员在工作中发挥专业技术特长，从而推动社区医疗机构以"家庭医生"团队服务为抓手，结合基本医疗服务，开展"预防为主""医防结合"的健康管理，最大化地提升居民健康水平，降低病死率，更好地发挥社区健康管理的网底功能。

2. 提升全科医生必要性的认可度，提升其掌控力

国家对全科医生必要性的确立，不仅在文件中体现，还应该在制度设计中把全科和专科的功能进行剥离。当我们从疾病的后期来看其根源时，疾病的具体化是不利于健康改善的生产的。疾病刚开始出现的时候是初级全科医生有可能扭转、推迟或遏制疾病发展成需要专科医生治疗的重大疾病的最好机会。② 全科医生还应当享有其独有的统筹安排患者转诊、对接上级医院向下转诊的病人、优先获得上级医院住院床位、相应的处方权等权利。这便是其掌控力的体现。全科医生需要进行可及的、持续的、把人作为整体而不是疾病的片段的健康管理，这些功能要在社区医疗机构通过问诊、随访和长期管理模式的改革来让居民认识并认可。

（三） 评判方面的建议

1. 制度层面，健全全科医生制度发展的选择规则

除了《基本医疗法》要对全科医生制度做出规范，目前社区全科医生薪酬制度与基层医疗卫生机构公益一类事业单位的管理体制捆绑在一起，完全无法满足全科医疗服务的要求，迫切需要改革。笔者认为当前家庭医生服务协议属于一种较为特殊的行政指导，通过其健全全科医生制度发展的选择规则。首先，家庭医生签约服务协议由行政部门制定范本做出指导而又不以行政主体的身份直接成为主体，各社区医疗机构可根据其服务辖区居民的特征做出一定的

---

① 周葭蔚、唐尚锋、王若溪、冯达、李刚、龙成旭、冯占春：《我国现代公共卫生医师内涵探析》，《中国公共卫生》2019 年第 8 期。

② 哈特·朱利安·图德：《医疗服务的政治经济学》（第 2 版），格致（原汉大）出版社，2014。

修改，可见行政部门在该协议签订过程中起到的是主导作用。其次，家庭医生签约服务协议带有一定的民法色彩。家庭医生签约协议必须对双方的权利义务做出规范，或许这会让整个家庭医生服务合同的私法性质显得有点错位，与契约自由、平等等诸多私法原则存在一定的冲突①，但对于确立身份规则，推动行动舞台的潜在结果的实现有保障作用。

2. 组织层面，医联体组织结构聚合规则需立法保障

医联体本来应当在各级医疗机构上下联系、双向转诊中发挥纽带作用，但在实际操作中，法人治理结构改革在各地的发展程度不一，综合医院和社区医疗机构还存在"竞争"关系。在松散型医联体中，财政来源和各自行政归属不同，每家医院都是独立的法人，缺乏经济利益的统一，因此各医疗机构管理者更为关注自身利益，扩大自身的医疗市场。② 对比紧密型医联体，例如深圳罗湖医院集团，实行的就是一级法人管理，罗湖医院集团院长为一级法人的法定代表人，也是集团内其他医疗机构的法定代表人，不设二级法人，这种组织形式与国内大多数松散型的医院集团、医联体相比，实现了人财物的高度一体化管理，这就是对称聚合规则的合适应用场景。但《深圳特区医疗条例》的示范性作用需要根据 2021 年新颁布的《医师法》的规定，结合各地医疗体系特点确立对称聚合规则及其应用场景，这就离不开地方立法的保障。

3. 个人层面，多元评价全科医生工作内容和质量

提高全科医生的必要性地位和丰富其服务内容是紧密结合的，在对全科医生提供的服务内容上要进行实质的考核和量化激励，使其身份边界规则与行为得以与结果挂钩。如健康管理中包含的健康知识普及，让居民掌握健康知识。强化居民健康第一责任人意识，树立和践行对自己健康负责的健康管理理念，引导居民主动学习健康知识，提高健康素养，加强健康管理。倡导家庭成员相互关爱，形成符合自身和家庭特点的健康生活方式。面向家庭和个人普及预

---

① 陈圳、郑森文：《家庭医生服务合同研究》，《中国卫生法制》2019 年第 1 期。
② C. Capps, D. Dranove. "Hospital Consolidation and Negotiated PPO Prices," *Health Aff* (*Millwood*), Vol. 23 (2004), pp. 175–181.

防疾病、早期发现、紧急救援、及时就医、合理用药等维护健康的知识与技能，构建健康科普知识发布和传播机制。强化全科医生开展健康促进与教育的激励约束。合理膳食是健康的基础。针对一般人群、特定人群和家庭，加强营养和膳食指导。为不同人群提供有针对性的运动健身方案或运动指导服务。推动形成体医结合的疾病管理和健康服务模式。让个人和家庭充分了解吸烟和二手烟暴露的严重危害。通过心理健康教育、咨询、治疗、危机干预等方式，引导公众科学缓解压力，正确认识和应对常见精神障碍及心理行为问题。在突发公共卫生事件中，作为抗击疫情的"守门人"，全科医生要凭借"人熟地熟门熟"的优势，采取"医防结合"的健康管理模式，发挥早期病例发现和防疫期间公共教育方面的作用以及负责社区患者出院后的随访和康复工作。① 这些工作内容都是专科医生难以覆盖而应该成为社区健康管理的重要内涵的，需要成为全科医生工作多元评价的标准。

---

① C. Dunlop, A. Howe, D. Li, L. N. Allen. "The Coronavirus Outbreak: the Central Role of Primary Care in Emergency Preparedness and Response," *BJGP Open*, Vol. 4 (2020).

图书在版编目（CIP）数据

　健康中国研究. 第一辑 / 王培刚, 何启强主编. --
北京：社会科学文献出版社, 2022.2
　ISBN 978-7-5201-9686-4

　Ⅰ.①健…　Ⅱ.①王…②何…　Ⅲ.①医疗保健事业
-中国-研究　Ⅳ.①R199.2

　中国版本图书馆 CIP 数据核字（2022）第 023371 号

健康中国研究（第一辑）

主　　编／王培刚　何启强
主　　办／武汉大学人口与健康研究中心

出 版 人／王利民
组稿编辑／任文武
责任编辑／高振华
文稿编辑／李艳芳
责任印制／王京美

出　　版／社会科学文献出版社·城市和绿色发展分社（010）59367143
　　　　　地址：北京市北三环中路甲 29 号院华龙大厦　邮编：100029
　　　　　网址：www.ssap.com.cn
发　　行／社会科学文献出版社（010）59367028
印　　装／三河市东方印刷有限公司

规　　格／开 本：787mm×1092mm　1/16
　　　　　印 张：13.25　字 数：205 千字
版　　次／2022 年 2 月第 1 版　2022 年 2 月第 1 次印刷
书　　号／ISBN 978-7-5201-9686-4
定　　价／88.00 元

读者服务电话：4008918866